エビデンスにもとづく
早産児
母乳育児マニュアル

NICUでのHuman Milk 安全 安心 取り扱い指針
早期授乳から母乳バンクまで

昭和大学江東豊洲病院 小児内科教授
水野克己
編著

MC メディカ出版

緒言

　言うまでもなく、赤ちゃんにとって最適な栄養は母親の母乳です。もし、何らかの理由でown mother's milk、すなわち母親の母乳が与えられない場合には、人工乳よりも母乳バンクから提供されるドナーミルクを優先して与えるように、WHO（世界保健機関）やアメリカ小児科学会、ヨーロッパ小児栄養消化器肝臓病学会をはじめ、多くの学会や機関が推奨しています。その主な理由は、ドナーミルクであっても人工乳と比べて、早産児がかかりやすい病気から赤ちゃんを守ってくれるためです。母乳は栄養という意味だけではなく、小さく生まれた赤ちゃんを守る薬としての役割もあるということです。

　近年、超早産児に対しても生後24時間以内から経腸栄養を開始することの重要性が報告されてきました。生後早期からの経腸栄養は、①小腸粘膜の絨毛を発達させる、②酵素活性を高める、③好ましい腸内細菌叢を確立させるなど、多くの利点があります。生後24時間以内の経腸栄養開始は、full feedingへの到達を早め、静脈栄養期間を短縮し、感染対策・医療費削減につながったという報告もあります。また、超早産児にも生後24時間以内に経腸栄養を開始している国や地域では、母乳バンクが利用できる環境が整っていることがわかりました。母乳バンクがあると、母親の母乳がすぐに得られない場合でも、早くから経腸栄養を始められるという利点があるわけです。

　本書では、小さく生まれた赤ちゃんに対する「母乳パワー」、生後24時間以内に開始する超早期授乳と初乳の口腔内塗布について、平林　円先生、菊池　新先生に解説していただきました。また、搾母乳の保存・管理、誤ってほかの児に与えてしまったときの対処方法などを丸山憲一先生にお願いしました。早産のお母さんにも楽しく、かつ、効果的に搾乳に取り組んでいただき、カンガルーケアか

ら直接授乳につなげていくための支援を水野紀子さんにお願いしました。NICUの現場や母乳育児支援で活躍されている三浦孝子さん、齋藤有希江さん、高橋智恵子さんにもご協力いただき、かゆいところに手が届く内容になったと思います。

　最後に、母乳バンクの詳しい業務内容を私、水野克己が担当しました。日本では壊死性腸炎発症率は極低出生体重児の1.6％とかなり少ないです。そうはいっても、年間8,000人以上極低出生体重児が出生しますので、1年間に120～130人の赤ちゃんは壊死性腸炎に罹患していることになります。もし、母乳が使えなかったために壊死性腸炎にかかった赤ちゃんがいるなら、その赤ちゃんやご家族にとっては大変残念なことだと思います。母乳は体液ですので、「もらい乳」を与えることは感染管理上好ましくないと考える病院施設も増えてきています。安全性が確認できたドナーミルクのみを提供する母乳バンクは、「もらい乳」に代わるものとして、今後、考慮されるものと期待しています。

　2015年9月吉日

昭和大学江東豊洲病院小児内科教授　水野克己

CONTENTS

諸言……1

執筆者一覧……10

出産前からの母乳育児支援……11

I 早産児にとっての母乳　おさえておきたい重要ポイント

Point 1 母乳には、早産児の腸管の発達、蠕動を促し、障害を受けた上皮を修復する物質が存在する……22

2 母乳には、壊死性腸炎やその他の感染症を予防する効果がある……24

3 早産児を産んだ母親の母乳には、早産児に合わせた栄養素が配分され、消化機能吸収効率を上げるための工夫が盛り込まれている……26

4 母乳には、免疫を制御してアレルギーを予防したり、炎症を抑える成分が含まれている……30

5 母乳育児は早産児の神経発達を改善し、母親と子どもの心の栄養にもなる……33

II 生後24時間・生後75時間の超早期授乳　重要ポイント

Point 1 超早期授乳は正常細菌叢の獲得を促進し、MRSA保菌やMRSA感染症を予防する……38

2 早期授乳は新生児の腸管上皮の萎縮を予防し、消化管ホルモン分泌を促進する……40

3 超早期授乳や早期の経腸栄養の確立は、さまざまな機序によって感染症を予防する……41

4 超早期授乳を行うためには、産前から分娩直後にかけての母親への支援が重要である……43

5 超早期授乳は児の理学所見や胃残渣、腹部X線所見を評価しながら積極的に！……45

6 早期授乳のための母親の母乳（own mother's milk）が得られない場合の第一選択は、人工乳ではなく「もらい乳」である……47

❼ サイトメガロウイルス（CMV）抗体陽性母体から生まれた早産児では、CMVの経母乳感染を避けるために、低温殺菌（パスツール化）した母乳あるいはCMV未感染者からのもらい乳を与える……50

❽ 口腔内塗布は正常細菌叢の獲得とMRSA保菌予防、そして母子愛着形成、母乳分泌促進に対しても有効である……52

Ⅲ エビデンスにもとづく母乳の保管と使用手順

1│病棟での母乳の管理のポイント ── 58

2│冷凍母乳の保管 ── 58
　①母乳の保存期間に関する推奨……58
　②母乳の保存期間に関する報告……58
　③母乳の保管にあたっての注意……60

3│解凍 ── 61
　①解凍方法……61　②解凍の際の注意……62

4│分乳 ── 63
　①準備……63　②氏名などの確認……63　③分乳作業……64
　④解凍した母乳の保存……65

5│加温 ── 66
　①授乳に適した温度……66　②加温の仕方……66
　③温乳器の感染対策……67　④加温の際の注意……68

6│配乳 ── 69
　①ベッドサイドでの確認……69　②確認作業に関する監査……70

7│母乳誤投与時の対応 ── 72
　①初期の対応……72　②母乳の誤投与による感染のリスク……73
　③感染症に関する確認と説明……74
　④感染症に関するドナーの検査が陽性／不明の場合……74
　⑤対策の立案……75

Ⅳ ビジュアル理解！ 搾乳・授乳の支援と実際

1│超早期授乳 ── 78
　①最初の2週間がカギ……78　②超早期授乳……78

2 おさえておきたい搾乳の基本 ─── 81
① 初乳の時期の搾乳計画……81
② 日齢4以降、2週までの搾乳計画……83
③ 産後2週以降の搾乳計画（少し心がゆるむ時期）……85
④ 搾乳中に射乳反射を起こしやすくする方法……85
⑤ 母乳産生量を増やすために……87

3 搾乳の準備 ─── 89
① 母乳は無菌ではない……89　② まずは手洗いから……89

4 手による搾乳 ─── 90
① 射乳反射を促す方法……90　② 搾乳の手順……93

5 搾乳器による搾乳 ─── 93
① 搾乳器の種類……93　② 搾乳器の使用……96
③ 研究結果から見た「搾乳量アップ戦略」……98
④ 手による搾乳と電動搾乳器併用のススメ……99
⑤ 搾乳器の消毒……102

6 カンガルー・マザー・ケアから始まる直接授乳 ─── 103
① 直接授乳の開始時期……103　② 直接授乳の実際……105
③ 特別な支援が必要な場合……109
④ もっと授乳を楽しもう！ baby led breastfeedingのススメ……114
⑤ 瓶哺乳を行う際の注意点……116
⑥ カップ授乳を行う際の注意点……117

V デバイスを用いた直接授乳支援

1 デバイスの選択 ─── 122
① 補足用デバイスの種類……122　② デバイスの選択……122

2 デバイスの使い方 ─── 123
① カップ、スプーン……123　② シリンジ、スポイト……126
③ ニップルシールド……127　④ ナーシング・サプリメンター……130
⑤ フィンガー・フィーディング……132
⑥ スペシャルニーズフィダー®とその他の唇顎口蓋裂用乳首……134
⑦ 通常の哺乳瓶と人工乳首……136

VI 実践例に学ぶ母乳バンクの運用

1 母乳バンク運用の背景 ————————————————— 142
①母乳バンクの必要性とわが国の背景……142
②母乳バンクにおける安全性の確保……143
③海外のガイドラインと異なる点……144

2 世界の母乳バンクの歴史 ————————————————— 144

3 昭和大学江東豊洲病院における母乳バンクの運用基準 ————— 146
①母乳バンクで用いる用語……146
②母乳バンク設立までの準備……148
③母乳バンクとして登録するためのチェックリスト……148
④母乳バンクが扱うドナーの範囲……149
⑤レシピエントとなり得る児……149
⑥ドナー登録のプロセス……149　⑦個人情報保護……151
⑧病棟における母乳提供：母乳バンク運搬まで……151
⑨ドナーミルクの処理……153　⑩細菌検査：定量的解析……153
⑪ドナーミルクの保存……154　⑫ドナーミルクの運搬……154
⑬病棟での運用（リスクマネージメント）……155
⑭レシピエントの基準……156　⑮母乳バンクで保存するもの……156
⑯CCPへの対策とCCPが機能しなかった場合の対処……157
⑰一時的にドナーとなれない状態……158

4 低温殺菌による母乳成分の変化 ————————————————— 159
①低温殺菌（ホールド法）とは……159
②低温殺菌（56℃または62.5℃で30分間）による母乳成分の変化……159
③今後望まれる殺菌方法……161

5 細菌検査の方法（定量的解析） ————————————————— 162
①検体採取……162　②検体検査における注意点……162
③検査設備（平皿法）……166　④操作方法……166

VII 早産児母乳育児Q&A

Q 1 母親が降圧薬を飲んでいますが、母乳に影響はありませんか？ 母体が基礎疾患のため服薬している場合、乳汁中に移行し、児に影響する薬剤にはどんなものがありますか？……172

2 母親がGBS陽性で、分娩前に抗生物質を投与しました。母乳をあげても大丈夫でしょうか？ 授乳を控えたほうがよい感染症についても教えてください……173

3 母親がウイルス性胃腸炎にかかりました。家庭での搾乳の衛生面が心配です。通常どおり、搾乳を続けてもよいのでしょうか？……174

4 脊髄くも膜下麻酔による帝王切開での出産です。薬の影響も心配なのですが、帝切何時間後から搾乳は開始できますか？……175

5 脂肪分の多い「後乳」をあげるように指導したほうがよいと聞きましたが、「後乳」の見分け方が分かりません。また、「後乳」をあげるため、片方の乳房で授乳が終了した場合、もう片方は搾乳したほうがよいのでしょうか？……176

6 乳汁分泌量アップのため、搾乳はおっぱいが「空」になるまでということですが、「空」とは緊満感がなくなるまででしょうか？ 終了のタイミングがわかりません……177

7 瓶哺乳で搾母乳をあげていますが、最後まで飲みきれないことが多いです。母乳強化物を添加しているので、飲みきれないことで必要な成分が赤ちゃんに届いていないのではと心配です。また、飲みきれない場合、どのくらい室温で置いておいてもよいのでしょうか？……178

8 解凍した冷凍母乳に、母乳強化物を混ぜて赤ちゃんに与えてもよいのでしょうか？……179

9 冷凍母乳の使用期限が切れてしまいました。廃棄処分するしかないのでしょうか？……180

10 当院では冷凍母乳を室温で4時間かけて解凍していますが、流水や冷蔵庫内での解凍の方がよいという理由はあるのでしょうか？……181

11 強化母乳で腹部膨満や下痢症状が見られる赤ちゃんがいますが、使用感として、HMS-2はHMS-1に比べると、お腹が張りやすいという印象があります。どんな成分が赤ちゃんの消化機能に影響しているのでしょうか？……182

Q12 カルシウム製剤、リン製剤、鉄剤を投与している赤ちゃんに経管栄養で強化母乳をあげていますが、注入時間と投与時間はずらしたほうがよいのでしょうか？……184

13 搾母乳と人工乳を混合して赤ちゃんにあげてもよいのでしょうか？……185

14 小さく生まれた赤ちゃん。お母さんの乳首よりも赤ちゃんの口が小さく、うまく吸啜できません。有効な支援方法を教えてください……185

15 低緊張で飲む力の弱い赤ちゃん。十分量が飲めず、瓶哺乳と経管栄養を併用しています。何かできることはありませんか？……186

16 修正35週の赤ちゃんに直接授乳を始めましたが、むせたり、ぜこぜこいってばかりで、なかなかうまく飲めないようです。どのように支援すればよいのでしょうか？……187

17 眠りがちな後期早産児。直接授乳でも吸啜が長く続きませんし、すぐに疲れて寝てしまいます。体重増加も順調とはいえないので、補足を考えた方がよいのでしょうか？……188

18 挿管していましたが気管切開となり、直接授乳に挑戦できるようになりました。しかし乳頭が口腔内に入ると大泣きし、なかなか吸い付けません。どう支援すればよいのでしょうか？……189

19 27週で出生した赤ちゃんのお母さん。搾乳が長期にわたることが予想されますが、急性期を脱して、お母さんが搾乳に疲れてきたようです。どうやってサポートすればよいですか？ また分泌を維持し、搾乳を続けるための搾乳量、頻度、間隔などの目安を教えてください……190

20 後期早産児で少しビリルビン値が上がり気味の場合、当院では黄疸と低血糖の予防を兼ねて人工乳を与えています。本当に必要な補足か疑問です……192

21 ミルクアレルギーの赤ちゃんは、お母さんが乳製品を摂取しないと母乳には反応しないと聞いたことがあります。ずっと乳製品を摂らないわけにはいかないと思うので、やはりアミノ酸乳などに変えたほうがよいのでしょうか？……193

22 お母さんの乳頭に傷ができた場合、搾母乳を塗布するとよいと聞きました。それでも良くならない場合は、搾乳を中止し、外用薬を塗布したほうがよいのでしょうか？……194

23 母乳バンクから提供されたドナーミルクをNICUで使用するとき、どんなことに気を付ければよいのでしょうか？……195

VIII 便利ツール・説明シート集

❶ 家族への説明シート ──────────────────── 200
- 初乳とown mother's milk　これが赤ちゃんにとって最強です……200
- NICUで赤ちゃんは、こんなふうにおっぱいを飲みます！……202
- もらい乳、こんなに有意義です！……205

❷ 医療者用シート ──────────────────── 207
- 取り違え防止チェックシート……207
- 誤投与時の説明書（誤投与した母乳が、冷凍母乳で感染症が陰性の場合の誤投与を受けた児用）……208
- 誤投与時の説明書（誤投与された母乳の母親用）……209
- 母乳・ミルク確認のための監査項目……210

❸ 母乳バンク運用に役立つツール ──────────────────── 211
- 倫理委員会提出書類：昭和大学江東豊洲病院におけるドナーミルク供給体制の構築……211
- 母乳バンクとして登録するためのチェックリスト……216
- 母乳バンクへのドナー登録のお願い……223
- 母乳バンクドナー登録のためのチェックリスト……225
- 母乳バンクドナー登録のための健康証明書……227
- 母乳バンクドナー登録同意書……228
- 母乳バンクのドナーミルク使用にあたって……229
- ドナーミルク使用についての同意書……231
- ドナーミルク提供時のチェックリスト……232
- ドナーミルクを提供くださるお母さんへ　搾乳の仕方：手による搾乳、搾乳器を使う場合の具体例……233

❹ 冊子「母乳バンクってなに？」──────────────────── 235

索引……251

執筆者一覧

編 集 水野克巳　昭和大学江東豊洲病院小児内科教授
　　　　　　　　　国際認定ラクテーション・コンサルタント（IBCLC）

執 筆（50音順）

菊池　新　● 愛仁会高槻病院総合周産期母子医療センター新生児小児科医長
　　　　　　国際認定ラクテーション・コンサルタント（IBCLC）

齋藤有希江　● 昭和大学江東豊洲病院NICU係長、新生児集中ケア認定看護師

高橋智恵子　● 昭和大学江東豊洲病院NICU、新生児集中ケア認定看護師

平林　円　● 大阪市立十三市民病院小児科部長

丸山憲一　● 群馬県立小児医療センター新生児科、第二内科部長
　　　　　　国際認定ラクテーション・コンサルタント（IBCLC）

三浦孝子　● たんぽぽ母乳育児相談室室長、助産師
　　　　　　国際認定ラクテーション・コンサルタント（IBCLC）

水野克巳　● 昭和大学江東豊洲病院小児内科教授
　　　　　　国際認定ラクテーション・コンサルタント（IBCLC）

水野紀子　● 昭和大学医学部小児科研究生、助産師

出産前からの母乳育児支援

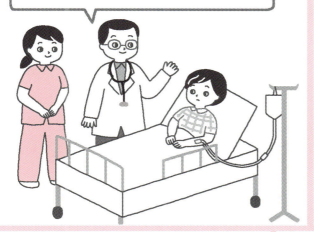

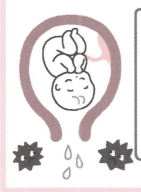

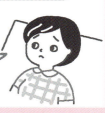

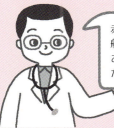

この病院には、小さく生まれた赤ちゃんをみるNICUという専門の病棟があります。お子さんと同じように、1,000g未満で生まれる赤ちゃんは年間で10〜20人くらいいます。新生児専門医といって、知識、技術ともに十分なトレーニングを積んだ医師も4人おります。みんなでチームとしてお子さんの治療に当たっています。

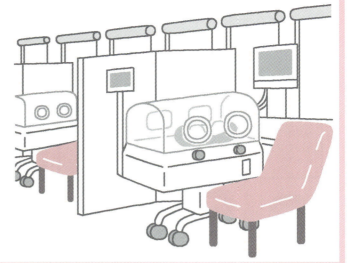

赤ちゃんは体温が下がらないように、写真のような温かい保育器に入ります。肌も未熟なので、水分が逃げていかないように高湿度になっています

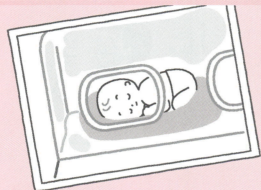

テレビで見たことがあります。おなかの中にいるのに近い感じですね

途中でも、わかりにくいことがあったら、おっしゃってくださいね

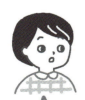

赤ちゃんは未熟なため、自分で呼吸ができないのですね

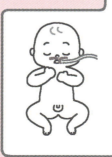

赤ちゃんの呼吸を助けてくれる機械、人工呼吸器を使います。はじめは赤ちゃんの気管に管を入れて、人工呼吸器から酸素を送り込むことになると思います。赤ちゃんの呼吸がある程度しっかりしてくるまでは、このような方法でサポートします

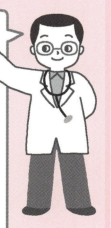

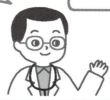
はい。ここまでは私たちが行うところです。ここからが大切なところで、お母さんの力が大切になります。赤ちゃんはお母さんのおなかにいると、へその緒から栄養をもらっています。生まれたら、へその緒の代わりに、カテーテルという細い特別な管を血管の中に入れて栄養をあげます

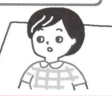
わかりました。先生、はじめに私にも力になってほしいことがあるとおっしゃいましたが……

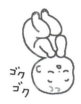
赤ちゃんはおなかの中にいるときは羊水を飲んでいます。子宮の中にあるお水は、ただの水ではないのですよ。赤ちゃんの腸を成熟させてくれる大切な成分も含まれていますし、栄養にもなっているのです

子宮の中にあるお水ですね。生まれたらその羊水は飲めません……よね？

▶GO 23 ページ

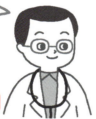
そうです。羊水と同じように未熟な赤ちゃんの臓器を成熟させてくれるものはお母さんの母乳に入っています

私の母乳にですか!?

▶GO 22 ページ

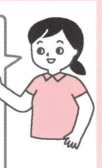
早くお産されたお母さんは、赤ちゃんに必要なものを母乳の中に入れて、赤ちゃんの成熟を助けてくれているのですよ。ですので、予定日に出産されるお母さんの母乳とは成分も多少違うのです

▶GO 24 ページ

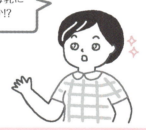
そうです。ですので、赤ちゃんには胃の中にも管を入れて、そこからお母さんの母乳を入れてあげたいのです

私の母乳……ですか？赤ちゃんが生まれたら母乳で育てたいと思ってはいましたが……

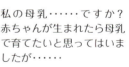
小さな赤ちゃんにとって母乳はお薬でもあるのですよ

▶GO 30 ページ

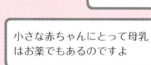
母乳ってすごいのですね

- いつ頃から母乳をあげるのですか？
- 生まれて24時間以内にはあげはじめたいです
- 早くから母乳をあげることはどのような意味があるのですか？
- こんな利点があるのです ▶GO 38ページ

- でも、母乳は出るのでしょうか？
- お産の後、できるだけ早くからおっぱいを搾り始めると、早く出るようになるといわれています。私たち看護師や助産師もお手伝いさせていただきます。また、高性能の電動搾乳器もお使いいただけます。山田さんに合った方法で始めていきましょう！ ▶GO 81ページ

- もちろん、山田さんのお体の具合にもよりますが、できれば3時間くらいから始めましょう。少しすると乳首の先ににじむように母乳が出てくることもあります。それを綿棒ににじませて、赤ちゃんのお口に付けてあげることもできます ▶GO 52ページ

- 具体的にはいつくらいから始めるのですか？
- それは看護師さんがするのですか？

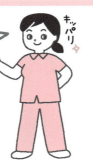

- 赤ちゃんのお口に初めておっぱいをいれるのは、たとえ綿棒についた母乳であっても、山田さんに行っていただきたいのです！
- 私にもできることがあるのですね！こんなに早く産んで、赤ちゃんには申し訳ない気持ちでいっぱいです。できることは何でもしてあげたい！

- ありがとうございます。赤ちゃんにとって一番大切な人はお母さんです。私たちは一見、赤ちゃんのお世話をする主役のように思われがちですが、お母さんが主役で、私たちはわき役です。搾乳については、鈴木から詳しく説明してもらいますね

- お産の後、お疲れかと思いますが、私たちスタッフが参りますので、一緒に搾乳を始めましょうね。
はじめのうちは手で搾って、乳首の先ににじんできたおっぱいを小さな注射器で吸い取ったり、先ほどお話ししたように、綿棒に付けたりします。
母乳があとあとたくさん出るようになるには、スタートダッシュが重要です。産後2〜3日は手で搾ったり、電動の搾乳器を使ったり、ちょっと引いてしまうかもしれませんが、私たちと一緒に二人三脚でやっていきましょう！

はい。おっぱいって、お産しても、しばらくは出ないこともあると聞いたことがあります

でも、出なかったらどうしたらいいですか？

山田さん、おっぱいが出なかったら、赤ちゃんに必要な栄養や成分があげられないのでは、と不安になっていらっしゃるのですね？

そのとおりですよ。はじめのうちは初乳といって、わずかな量しか出ないこともあります。通常、お産の後、72時間くらいすると、おっぱいの量も増えてきます。もう少し時間がかかる方も少なくありません

そのような場合はどうするのですか？　赤ちゃんのおなかに早く栄養をあげるには？

▶ **GO** 235ページ

この病院には、感染症がない、タバコは吸わないなど、多くの基準をクリアした健康な女性だけから母乳を集めている母乳バンクがあります。提供していただいた母乳はバイ菌の検査や殺菌処理を行います。山田さんの母乳がスタートダッシュをしても、はじめのうち、どうしても赤ちゃんに足りないようなら、母乳バンクのドナーミルクを使うこともできます。小冊子「母乳バンクってなに？」を置いておきますので、参考になさってください

読んでいただいてご質問がありましたら、いつでもおっしゃってくださいね

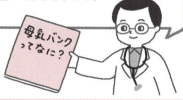

ここまでのポイント

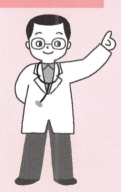

① （超）早産が予測される場合は、新生児科医・看護スタッフが一緒に母親のもとを訪ね、NICUとはどんなところか、治療のこと、栄養のことなどをわかりやすく説明する。ここで良い信頼関係を築き始めることができれば、母親は出産後、NICUで安心できる
　最近、フィンランドのネウボラというシステムが注目されている。助産師が妊娠中から出産、そして生まれた子どもが小学校に入るまで、共に歩んでいくシステムである。妊娠中から築いた信頼関係は、産後の母親の心のよりどころとなるであろう

② 母乳バンクのドナーミルクが使えるとしても、児に最も適した母乳は出産した母親の母乳（初乳）である。Ⅴ「ビジュアル理解！　搾乳・授乳の支援と実際」で記載したように、最大限できることを母親とスタッフとが一緒に取り組むことが第一である
　それでもなかなか初乳が得られない場合、母親が落胆することがないように、一時的な治療としてドナーミルクを使うのだということを伝える

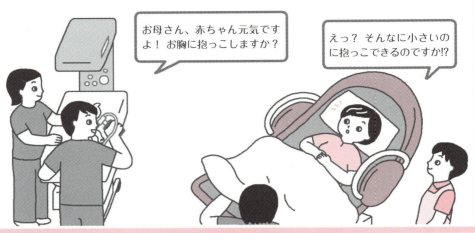

山田さんは2日後に妊娠24週5日で710gの恵ちゃんを夕方5時に出産した。立ち会った新生児科医は気管挿管を行い、恵ちゃんの呼吸・心拍が安定していることを確認した

お母さん、赤ちゃん元気ですよ！お胸に抱っこしますか？

えっ？ そんなに小さいのに抱っこできるのですか!?

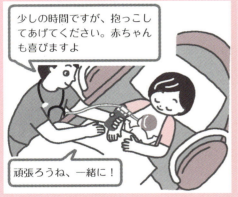

少しの時間ですが、抱っこしてあげてください。赤ちゃんも喜びますよ

頑張ろうね、一緒に！

ここでのポイント

超早産であっても、できるだけ早くに素肌で触れ合いたい。ここでも、母親と赤ちゃんとの間にいかなる「壁」も作らないようにルーチンを見直す。抱っこがすべてとは言わないが、可能な状態であれば（例えば25〜26週くらいで自発呼吸もそれなりにあり、DPAPで管理可能な児など）、保温しながら数分でも触れ合う。このことによって母親は、出産した新しい命の誕生を身体で体験できる

夜8時、出産後3時間、山田さんが車イスで赤ちゃんの元に

恵ちゃん、頑張っていますよ。ほら、お母さんが来たら、すこし動いてる！

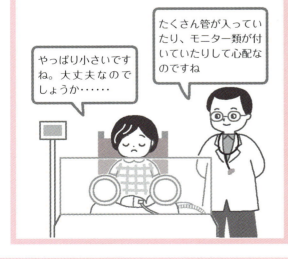

やっぱり小さいですね。大丈夫なのでしょうか……

たくさん管が入っていたり、モニター類が付いていたりして心配なのですね

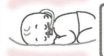

ほんとだ……

私、大丈夫ですので、搾乳をしてみたいです。教えていただけますか？

では、カーテンをしますので、赤ちゃんのそばで搾乳してみましょう

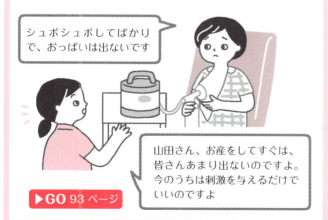

電動搾乳器の使い方を習う山田さん

シュポシュポしてばかりで、おっぱいは出ないです

山田さん、お産をしてすぐは、皆さんあまり出ないのですよ。今のうちは刺激を与えるだけでいいのですよ

▶GO 93 ページ

いつになったら母乳は出るのですか？

▶GO 24 ページ

いわゆる母乳という栄養価の高いものになるには、人によっても違いがありますが、2〜3日はかかります。実は、生まれてすぐに必要なのは栄養よりも、バイ菌や過剰な酸素から赤ちゃんを守ってくれるものなのです

初乳と呼ばれるもののことですね！

わかりました。はじめのうちは栄養よりも生きていく上で大切なものをあげるのですね！

そうです。よくご存じですね。初乳は、量は少なくても、未熟な赤ちゃんの腸を成熟させてくれるものが入っています。赤ちゃんにとって、薬のようなものなのです

明日からは電動搾乳器を使いながら、お胸を圧迫する「乳房圧迫」を取り入れてみましょう。小さな赤ちゃんを産んだお母さんも、この方法を使うとよく出るようになると言われているんですよ

▶GO 99 ページ

それでは私が手で搾乳する方法をお伝えしようと思います。お胸を触ってもよろしいですか？

はい。搾乳していただけるのですね！

山田さんがご自分でできるようになったら、お願いしますね。痛みはないですか？

大丈夫です。少しにじんできました

すごいですね。綿棒でぬぐって、恵ちゃんのお口に塗ってあげましょう

初めてのおっぱいですね。私があげてもいいですか？

もちろんです！一緒にやってみましょう

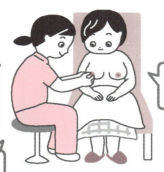

▶GO 83 ページ

17

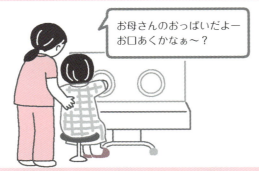
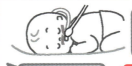

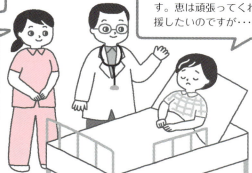

山田さん、こんにちは。具合はいかがですか？

お母さんも頑張っていますよ。今の頑張りがすぐに実を結ばなくても、あとでじわっと効いてきます。あせらないでくださいね

私はすっかり落ち着いています。搾乳を頑張っているのですが、綿棒に染み込ませるのが精一杯というところです。恵は頑張ってくれているので、応援したいのですが……

山田さんの病室にて

お産の前に「24時間以内におなかに栄養を与えることが重要」っておっしゃいましたよね。それもあって、何となく焦ってしまうのです

はい。先生からいただいた小冊子を読んで、あくまでも一時的なものだとわかりましたし、安全であることも理解できました。どのようにあげるのか、具体的に教えていただけますか？

「24時間」にこだわる必要はないのですが、できるだけ早くということです。さきほど鈴木も言っていたように、今、頻繁に搾乳をすることは、あとあと母乳の量が増えてくるときにプラスになります。ひとまず、「今」を乗り切るために、母乳バンクのドナーミルクを考えてみてはいかがでしょう？

▶GO 78 ページ

ここに書いてあることを一緒に確認しましょう

▶GO 229 ページ

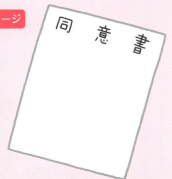

ドナーミルクを使うことに同意していただければ、母乳バンクからドナーミルクをNICUに運びます。その際、担当医と看護スタッフ2人が山田さんからいただいた同意書を確認します。そして恵ちゃんがドナーミルクをもらう赤ちゃんであることを診療録に書き込みます。ドナーミルクにはID番号が付いていて、そこからどの方がドナーで、いつ、どのような状況で搾乳したか、そのときの母乳の検査はどうだったか、わかるようになっています。診療録にID番号と恵ちゃんに使った量を記入していきます。

ドナーミルクのシリンジには「ドナーミルク」って書いた色の付いた札が付けられます。これによって間違って与えないようにしているのです。もちろん、山田さんの母乳が届いたら、それを優先して恵ちゃんにあげます

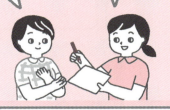

I

早産児にとっての母乳 おさえておきたい重要ポイント

大阪市立十三市民病院小児科部長
平林 円
Hirabayashi Madoka

Point 1 母乳には、早産児の腸管の発達、蠕動を促し、障害を受けた上皮を修復する物質が存在する

早産児の消化管機能は発達途上

　胚の発生の過程において消化器は初期に分かれてくる器官の一つであるが、早産児では消化酵素の分泌（10～26週）や組織的な消化器の運動機能（30～36週）が発達途上にある。したがって、早産児の経腸栄養を進める上では、母乳中に含まれる消化管上皮の成長因子や消化管運動調節因子の存在が重要な役割を担うことになる（図Ⅰ-❶）[1]。

「修復」と「成長」を助ける

　上皮成長因子（epidermal growth factor；EGF）は、アミノ酸53個で構成される蛋白質で、羊水や母乳中にも存在している。EGFは上皮細胞の増殖を促進し、胎児の肺胞上皮の成熟や消化管上皮のDNA合成促進、上皮細胞の創傷治癒などに働くことが知られている。EGFには胃酸やトリプシンに対する抵抗性があり、経口摂取でも腸管内

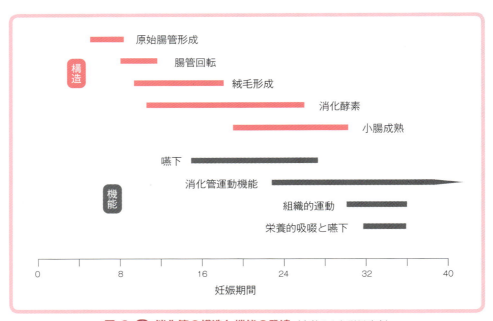

図Ⅰ-❶ 消化管の構造と機能の発達（文献1より引用改変）

　小児科／新生児科医師の皆さん、早産児の母乳育児を支援するのと同じように、正期産新生児での母乳育児支援にもご尽力ください。ヒトの赤ちゃんにとっての母乳の重要性を知っている皆さん、よろしくお願いします。

での活性を保つことができる。EGFは母乳の持つ細胞増殖作用の主成分である。母乳中のEGFは消化管粘膜上皮の修復効果を持ち、早産児の消化管障害を軽減する。

　早産児を出産した母親の母乳（早産母乳）には生後数週間にわたり、正期産児を出産した母親の母乳（正期産母乳）よりもEGFが多く含まれる[2]。ラットを用いた実験で、母乳で育てると人工乳で育てた同腹仔に比べ、腸管粘膜の増殖に優れ、腸管の重量やDNA・RNA含量が大きいことが示されている[3]。母乳にはさらに神経成長因子やインスリン様成長因子が含まれている。

腸を動かし、排便を促す

　母乳中にはプロスタグランジン（PG）EとFが成人血漿中の100倍以上の濃度で存在している[4]。これらのPGは消化管の上皮細胞保護や運動機能に関わっており、蠕動運動を調節していると考えられている。生理中の母親の血中PGFの増加によって、母乳中PGFも増加し、授乳中の乳児の排便回数増加を起こすことが経験される。母乳栄養と人工栄養における排便回数の違いは母乳中のPGの存在の影響を受けている。PGについては、消化管の食物不耐症や過敏性腸管などの病態との関連で研究が進行中である。

栄養供給を途切れさせないために

　羊水の組成は大半が水と電解質であるが、蛋白質、炭水化物、脂質、またEGFなどの成長因子を含んでいる。妊娠後期の胎児は150mL/kg/日の羊水を嚥下しており、それによって3g/kg/日の蛋白質の供給を受けている。本来、胎児期・出生後を問わず消化管上皮への栄養補給は途絶えるべきではない。出生後の腸管栄養開始までに消化管上皮への栄養供給が途絶える時間が長くなればなるほど腸管上皮の萎縮が進み、経腸栄養開始後のカロリー増加が円滑に進まず、低栄養による成長発達障害や感染機会の増加につながる。

　母乳を用いた（超）早期授乳は、壊死性腸炎の可能性を増やすことなく、①消化管上皮の萎縮を防ぎ、②粘膜の透過性を保ち、③蠕動運動を促進し、④消化管の成熟を促進し、⑤胆汁うっ滞性黄疸を軽減し、⑥早期の完全経口栄養摂取を可能にするなどのさまざまな利点が理解されるようになってきた[5, 6]。

Point 2 母乳には、壊死性腸炎やその他の感染症を予防する効果がある

母乳による壊死性腸炎予防効果は80%

壊死性腸炎では、早産児の消化管の未熟性に血流障害、粘膜バリアの破綻による細菌感染などが加わり、腸管壊死に至ると考えられている。

母乳には前述のEGF以外にも消化管を保護するための物質が多く存在する。人工乳と比べて母乳では壊死性腸炎の発生率が50%程度減少する[7]。母乳による感染予防効果を見ると壊死性腸炎以外にも、敗血症や髄膜炎、RSウイルス（RSV）感染などにおいて、ハイリスクの早産児を守っていることが明らかになっている。RSV感染予防には母乳中の特異的IgA抗体やラクトフェリンの作用に加えて、気道粘膜の成熟促進作用が関わっている[8]。

感染防止効果をもたらす物質

母乳中の感染防止効果をもたらす物質については、早産児を生んだ母親の初乳を正期産児の母親の母乳と比較したMathurらによる調査・研究がある[9]（表Ⅰ-❶）。

表 Ⅰ-❶ 初乳中の感染予防物質の比較

	早産児（在胎週数33.0 ± 2.1）	正期産児（在胎週数39.1 ± 0.8）
総蛋白質 (g/dL)	0.43 ± 1.3	0.31 ± 0.05
IgA (mg/g protein)	310.5 ± 70	168.2 ± 21
IgG (mg/g protein)	7.6 ± 3.9	8.4 ± 1
IgM (mg/g protein)	39.6 ± 2.3	36.1 ± 16
リゾチーム (mg/g protein)	1.5 ± 0.5	1.1 ± 0.3
ラクトフェリン (mg/g protein)	165 ± 37	102 ± 25
総細胞数 (/mm^3)	6,794 ± 1,946	3,064 ± 424
マクロファージ	4,041 ± 1,420	1,597 ± 303
リンパ球	1,850 ± 543	954 ± 143
好中球	842 ± 404	512 ± 178

（文献9より引用）

「正期産新生児では、母乳で育てるか、人工乳で育てるか、それは母親が決めることでしょ」とお思いのあなた、できるだけ多くの母子が母乳育児を始め、続けることができる環境を整えるのは、私たちの義務ではないですか？

早産児を生んだ母親の初乳では、IgA、ラクトフェリン、リゾチームが増加しており、細胞成分でも総細胞数、マクロファージ、リンパ球が有意に多い。早産母乳中の細胞成分の抗菌活性は正期産母乳と比較して変わりなく、4℃・24時間での保存や栄養チューブの使用にも耐えるが、経管栄養においては注入過程における脂質の損失があるので、注入方法の工夫が行われている[10]。低温殺菌後も壊死性腸炎予防効果はかなり保たれる。

　ノルウェーでの大規模多施設研究では、母乳で早期経腸栄養を開始し、その後強化母乳にて育った早産児では後発性敗血症発症のリスクが減少し、生存率が改善した[11]。便の細菌叢と入院中の敗血症発症については、母乳栄養は人工栄養に比べて予防効果があるものの、腸内細菌叢との関連は明らかでなかった。母乳栄養の早産児では退院後1歳になるまで上気道炎などの罹患率が、人工栄養の早産児よりも低い[12]。

母子一体としての免疫システム

　直接授乳が可能になれば、母親と新生児とが一体となった免疫システムが機能する。母親の腸管や気管支に付属するリンパ節で認識された細菌、真菌、ウイルスの抗原に対する分泌型IgAが母乳中に分泌される。母親の常在菌に対しては、このようなIgAを介した免疫伝達のほかに、母乳中の好中球に貪食された細菌の断片などが含まれて新生児に情報伝達が行われ、免疫の付与に働いている可能性がある[13]。母親からの常在菌叢の移行と同時にそれらの細菌に対する免疫情報が提供されることによって、新生児の感染防御が強化される。

ラクトフェリンとラクトフェリシン

　母乳中に含有される感染免疫に働く蛋白質としてラクトフェリンがあるが、鉄を奪うことによりグラム陰性／グラム陽性にかかわらず細菌の増殖を抑制する。グラム陰性桿菌の細胞膜のリポポリサッカライド（リポ多糖）と結合することで膜構造を障害し、緑膿菌のバイオフィルム形成を阻害する。ラクトフェリンの代謝物であるラクトフェリシンは細菌の細胞壁を障害し、さらに強力な抗菌作用を有する。その他にもβディフェンシン、カテリジンなど多くの抗菌、抗ウイルス作用を有する生理活性物質が母乳には含まれている。

「赤ちゃんにやさしい病院は、赤ちゃんに母乳しか飲ませないなんて、少しもやさしいことないぞ！」とお思いのあなた、母乳育児支援の神髄は、人工乳を追加しなければならなくなった母親を支えることにあるのですよ。

Point 3 早産児を産んだ母親の母乳には、早産児に合わせた栄養素が配分され、消化機能吸収効率を上げるための工夫が盛り込まれている

早産母乳と正期産母乳の比較

　早産母乳は、正期産母乳に比べ蛋白質、長鎖脂肪酸、中鎖脂肪酸、短鎖脂肪酸、ナトリウム、クロル、マグネシウム、鉄が多く含まれている。母乳中の活性消化酵素や成長因子が未熟な消化管の成熟を助け、消化酵素活性を補うことができる。

　蛋白質は生後3カ月くらいまで、正期産母乳に比べて早産母乳での高値が続く(図Ⅰ-❷)[14]。乳糖も生後1カ月までは早産母乳で多く、熱量も正期産母乳の48〜64kcal/dLに比べ、58〜70kcal/dLと高い。

　早産母乳ではカルシウムとリンも少し多く含有しているが、極低出生体重児の需要を満たすには十分ではない。正期産母乳に比べてマグネシウムはやや少なく、亜鉛はやや多い。ナトリウムも早産母乳に多く、出生直後に26.6mEq/Lで生後4週間では12.6mEq/Lに減少する。

ホエイ蛋白の重要性

　母乳中のホエイ蛋白はすべての乳児にとって必要であるが、早産児でより一層大切である。ホエイには、成長因子やホルモンなどの機能蛋白、ヒトでの9種類の必須アミノ

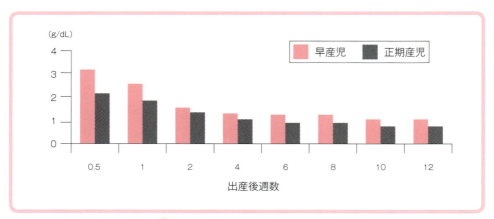

図 Ⅰ-❷ 母乳中の蛋白濃度（文献14、15より引用）

酸とともに、早産児においては必須となるタウリン、グリシン、ロイシン、システインが含まれている。早産児では、代謝酵素の活性が十分でないためメチオニンやチロシン、フェニルアラニン、尿素窒素、アンモニアが蓄積しやすく、一過性高チロシン血症を呈することがあり、大半は無症状であるが、哺乳不良や嗜眠傾向が出現することがある。

しかしながら、母乳だけでは極低出生体重児が成長するための蛋白必要量と熱量を満たすことが難しいので、母乳の摂取量が増加して、消化管の働きが順調になった頃には、母乳強化パウダーを用いて、蛋白質と糖質、ナトリウム、カリウム、カルシウム、リンを補うことができる。

脂　肪

母乳中の総脂肪量は30～50g/Lで母乳の総熱量の約半分を占める。母乳に含まれる脂肪は母乳自体に含まれるリパーゼなどの働きによって消化吸収が容易になっており、極低出生体重児では、人工乳由来の脂肪吸収が68％であったのに比べて母乳由来の脂質の吸収率は90％であった[16]。この現象は母乳に含まれる脂肪球の特殊な構造と脂肪酸の組成と母乳自身に含まれるリパーゼに由来する。母乳の脂肪吸収率は殺菌やカルシウムの添加によって減少する。母乳の脂肪の９％をω-3位に二重結合を持つ必須脂肪酸であるリノレン酸が占めるが、網膜の発達にはω-3脂肪酸が必須だと考えられている[17]。

ビタミンD

骨格が急速に発達する早産児へのビタミンDの供給は、母親のビタミンDの状況に影響される。今日では母子ともに、本来ビタミンD産生を支える日光への曝露機会が減少したため、母乳で早産児のビタミンDの必要量を賄えない可能性が高く、ビタミンDの投与は必須だと考えられる。

「『母乳育児成功のための10カ条』って早期皮膚接触中の急変事例やら低血糖やら、危ない、危ない」とお思いのあなた、その安全を維持して、できるだけ多くの母子の母乳育児を支えるのが小児科医師の役目です。

ビタミンD：母乳育児とクル病予防

　ビタミンDは腸からのカルシウム吸収を高める作用があり、骨の発育に必要である。ビタミンDは母乳から摂取する量だけでは不足するが、日常生活の中での日光浴によって皮膚で十分にビタミンDが作られるようになっている。けれども、十分な日照の得られない環境では、ビタミンDの不足による骨の石灰化障害としてクル病が発症することがある。

　ビタミンDは食品ではキクラゲやウナギなどの魚類に多く含まれるが、成人でも赤ちゃんと同じように、食事から摂取する分だけでは不足する。長期の入院生活や紫外線を避ける特別な衣服の着用、日焼け止めクリームの過度な使用などでは、皮膚でのビタミンD生成が不足する状況が考えられる。日常生活の中で、1日15分程度の手のひらや二の腕の日光浴を行うこと、または日陰で30分程度過ごすことで十分な量のビタミンDが皮膚で産生される[18]が、どうしても十分に日光浴できない場合には、ビタミンDをサプリメント[19]として摂取する必要がある。

　日光に含まれる紫外線は皮膚でのビタミンD生成に必要だが、皮膚の蛋白質に障害を与え、加齢変化や皮膚がんの原因にもなる。人類はその生活する場所での日照の時間や強度に応じて、皮膚や頭髪の色素の量がビタミンDの産生量や紫外線による皮膚障害への抵抗性において最適になるよう適応してきた。赤道付近では黒い肌に黒い縮れた頭髪、北極に近い地方では白い肌に金髪、そして中緯度地方に暮らす私たちは季節に合わせて皮膚の色素の量を調節する能力を進化の過程で身に付けてきた。

　地球規模での人の移動が盛んになり、北の地方に住む黒人でビタミンD欠乏症、赤道近くに住む白人で皮膚がんが多発するなどの問題が起こっている。米国ではさまざまな人種が本来の居住地から移動してきたため、クル病を予防するためにすべての赤ちゃんが1日400IU（国際単位40IU＝1μg）のビタミンDを補充摂取し、ビタミンD強化人工乳を始めるか、1歳に達するまで継続するように勧奨されている[20]。

　日本人など有色人種は白色人種に比べて紫外線の影響を受けにくいことがわかっているので、日本人が日本に住んで普通の生活を送っている限り、赤ちゃんも成人も過剰に日光を避ける必要はないと考えられまる。日本は紫外線による皮膚がんの発生が世界で最も少ない国の一つで、皮膚がんの多いオーストラリアなどとの比較で、罹患率で100分の1、死亡率で20～40分の1程度である。日光浴と皮膚で産生されるビタミンDには、カルシウム代謝のほかにも、うつ病や統合失調症、アレルギーの予防、感染免疫の強化、大腸がんなどの予防、血圧の低下など、健康に対

する効果が報告されている。

　母子健康手帳には、「外気浴や日光浴をしていますか」という文言があったが、確たる理由もなく、1998年から「日光浴」が削られた。化粧品メーカーからは、女性向けだけでなく乳幼児向けの日焼け止めも発売され、2013年の日焼け止め関連商品の売り上げは400億円を超えた。今なお、商業主義に乗ったUVケアのキャンペーンは続いており、その結果として子育て年齢の女性と赤ちゃんのビタミンD不足が表面化したと考えられる。

　「オゾン層を破壊する物質に関するモントリオール議定書」によって、代替フロンは1996年以降全廃され、オゾン層破壊は止まり、ゆっくり回復しつつある。南極（日本ではなく）上空のオゾンホールも2050年頃には消失し、紫外線量も1980年頃の水準に戻ると予想されている。

　日照による紫外線曝露を過剰に恐れることは、赤ちゃんのクル病だけでなく、成人の健康を維持していく上でもマイナスになるが、ビタミンDが不足するような日照不足の環境ではBaby DのようなビタミンDサプリメントの活用も考える必要がある。

　母乳育児は赤ちゃんと母親の健康を守るために必要である。適切な日光浴は、健康を守るために、大人にとっても子どもにとっても重要である。つまり、母親の適切な食生活ならびに、母乳育児と適度の日光浴が、赤ちゃんの健やかな成長に必要である。母乳には赤ちゃんの健やかな成長に必要なさまざまな栄養とさまざまな感染症から守る免疫物質が含まれている。さらに母乳育児は、母親の乳がんや卵巣がん、糖尿病を予防し、母子関係にもよい影響をもたらす。

> 「母乳、母乳と言われて傷ついているお母さんもいるよ」というあなた、普通分娩のはずが帝王切開になってしまった母親を支えるように、人工乳を追加することになった母親の気持ちを支えるのは私たちの仕事です。

Point 4　母乳には、免疫を制御してアレルギーを予防したり、炎症を抑える成分が含まれている

アレルギー

1　喘息予防効果

　母乳栄養のアレルギー疾患、例えばアトピー性皮膚炎や食物アレルギーの予防効果については相反する研究結果が報告されており決定的な差は証明されていないが、喘息の予防効果の存在については肯定的な研究が多い[21]。母乳の免疫制御作用と気道感染予防効果が働いた結果である。母乳中の可溶性CD14分子や分泌型IgA、TGF-β、IL-10などの作用により経口免疫寛容が誘導されると想定されている[22]。

2　アトピー性皮膚炎

　Lucasらによる出生体重1,850g未満の早産児446名の前方視的研究では、修正月齢18までに、アトピーの家族歴のある場合に限って、母乳栄養児に比べて人工栄養児でアトピー性皮膚炎の発症が2.3倍になったと報告されている[23]。

3　牛乳アレルギー

　早産児で深刻な問題になる牛乳アレルギー予防には、母乳栄養が重要であることは明らかである。未熟な消化管は粘膜の透過性が高く、高分子がそのまま吸収されやすい状態にあるが、母乳中のムチンなどが粘膜を保護し、IgA・ラクトフェリンなどが免疫系を補い、ビフィズス菌を主体とした腸内細菌叢を形成し、異種蛋白である大量の牛乳蛋白への曝露を防ぐ。

慢性肺疾患

　母乳は、炎症反応を抑えながらも腸管内や気道内で多くの病原微生物から生体を防御する。Goldmanらは母乳中には炎症を引き起こす物質よりも押さえる物質のほうが多く含まれているものと推定している（表Ⅰ-❷）[24]。

　DuaraらによるNICHD Neonatal Reseach Networkは、母乳の持つ抗酸化作用や炎症抑制作用によって超低出生体重児での慢性肺疾患の発症が有意に抑制されていることを報告している[25]。

!　EUでもアメリカでも、母乳育児支援は公衆衛生での母子保健分野の大きな柱として認知されています。日本でも、母乳育児支援が草の根運動のような状態から社会に重要性を認められるようにしたいものです。

表 I-❷ 母乳中の抗炎症因子

ラクトフェリン	補体の抑制
分泌型IgA	細菌付着の防御、好中球走化性の抑制、抗原侵入の制限
リゾチーム	好中球走化性と有毒な活性酸素生成の抑制
カタラーゼ	過酸化水素の破壊
α-トコフェロール	活性酸素の捕捉
システイン	
アスコルビン酸	
ヒスタミナーゼ	ヒスタミンの分解
アリルスルファターゼ	ロイコトリエンの分解
α1アンチキモトリプシン	炎症により活性化する酵素の中和
α1-アンチトリプシン	
プロスタグランジン（E_2、F_{2a}）	細胞保護：好中球の脱顆粒、リンパ球活性化の抑制
妊娠関連蛋白	リンパ球幼若化現象
オリゴ糖	微生物付着の抑制
上皮成長因子	粘膜バリアの強化

（文献24より引用改変）

未熟児網膜症

　母乳による早産児視機能の改善は、長鎖多価不飽和脂肪酸や母乳中のβ-カロチン、タウリン、ビタミンEなどの抗酸化作用によると考えられている。イタリアでの多施設ランダム化比較試験のデータ解析から完全母乳栄養の極低出生体重児に比べて人工栄養の極低出生体重児では未熟児網膜症の発症が約5倍になる（母乳栄養 11/314 vs. 人工栄養29/184）と報告されている[26]。

壊死性腸炎

　Sullivanらの研究では、出生体重500～1,250gの早産児を対象とし、早産児自身の母親の母乳を主体にしながらその不足分（20～30%）をドナーミルクで補った場合（138例）と人工乳で補った場合（69例）での壊死性腸炎の発生を調べたところ、ドナーミルクで8例（5.8%）、人工乳で11例（15.9%）であった[27]。

　早産児自身の母親の母乳（own mother's milk）が優れているのは明白であるが、常

に早産児の需要を満たす量が確保できるわけではない。ドナーミルクは十分に管理され低温処理を受けているために母乳の持つ良さを少し失っているが、それでもなお、早産児にとっては牛乳ベースの人工乳よりも優れている。

! 厚労省による急性期病院の選別が続き、医業収入増加に直接結び付かない総合病院での母乳育児支援には逆風です。アメリカのように病院医療機能評価項目に入るか、診療報酬にプラスになるような仕組みが望ましいです。

母乳育児は早産児の神経発達を改善し、母親と子どもの心の栄養にもなる

児のIQ

　早産児の脳は急速に発達する途上にあり、出生後の栄養状態を適切に保つことがその後の発達にとって非常に大切である。母乳には脳の神経組織の発達に重要なタウリンやコレステロール、ω-3脂肪酸と脳の糖蛋白やガングリオシドを構成するN-アセチルノイラミン酸などのアミノ糖類が含まれている。

　英国の6施設で1982年から1985年に出生した出生体重1,850g未満の早産児について、少なくとも出生後4週間にわたって、母乳を与えられたグループ（210例）と未熟児用人工乳を与えられたグループ（90例）を7歳6カ月から8歳の時点でIQを測定して比較したLucasらの研究[28, 29]がある。当初の栄養法は母親自身の選択によるものである。IQテストは検者には栄養法を隠して行った。家庭の社会階層や母親の学歴、児の性別、人工換気日数などの交絡因子を補正した上で、母乳を与えられたグループでは8.3ポイントIQが高かった（P＜0.0001）。

発達や感染症、再入院率

　アメリカのNeonatal Research Networkからの研究報告[30, 31]によると、1999年から2001年の期間、13施設の1,035例の超低出生体重児について入院中の母乳摂取量と修正18, 30カ月時の発達や感染症などによる再入院率などを比較したところ、母乳を飲んだ量が多いほどより良好な発達を示し、再入院率が低くなっていた（表Ⅰ-❸）[30]。

授乳行動による愛着形成

　早産児においては、出生後の母子分離に由来する愛着形成障害や育児困難に陥らないようなケアが重要である。

　授乳時には母親の脳内で下垂体前葉からプロラクチン、後葉からオキシトシンが分泌される。プロラクチンは乳汁生成作用のほかに、動物では母性行動とストレス耐性に働くことがわかっている[32]。オキシトシンには、愛着形成や対人関係、信頼感の醸成[33]などの作用があり、自閉症スペクトラム障害治療への応用研究で表情や声色を活用して相

> ！母乳育児支援は医療費の削減に貢献しているのに、現実には感染症予防は病院小児科の入院患者数減少、人工乳売り上げ減少は乳業会社から提携産科施設への支援資金減少となり、経済的には負のインセンティブが働きます。

表 Ⅰ-❸ 入院中の母乳摂取量と18カ月時点での発達および再入院率

	非母乳群	母乳摂取群；％タイル					補正後P値
		≤20th	20〜40th	40〜60th	60〜80th	80th<	
入院1日当たり総母乳摂取量(mL/kg・日)	0.0	1.0	7.3	24.0	63.8	110.6	—
退院時母乳栄養されている割合	0.0	0.7	2.1	8.6	40.2	85.1	—
平均MDIスコア	75.8	74.2	76.9	78.3	80.4	87.3[a]	<.0044
平均PDIスコア	81.3	80.6	82.7	84.2	84.4	89.4[a]	0.0027
平均総BRS％タイルスコア	45.6	44.8	52.1	50.1	51.8	58.8[a]	0.0281
1年未満の再入院率	30.2	25.2	32.2	26.0	23.2	12.7[a]	0.0460

[a]Value significantly different from no breast milk value at P<0.01
Bayley乳幼児発達検査；精神発達指数（MDI）、運動発達指数（PDI）、行動情緒発達指数（BRS）を用いる2カ月〜2歳児のための発達検査

（文献30より引用改変）

手の友好性を判断する行動が増えるなどの効果が報告されている[34]。授乳行動や母子の密接な接触は、生物学的な母親が社会的な母親になっていく過程に重要な役割を有しており、さらに母子の絆は子どもの精神的な成長に密接に関与している。

虐 待

オーストラリアで7,233組の母子を15年間追跡したコホート研究[35]では、4カ月以上母乳育児を行った母子と比較して、母乳育児でない母子での虐待の発生はさまざまな交絡因子を補正した後にも2.6倍であった。8,958人（1970年出生）を対象としたイギリスのコホート研究では、出生時、5歳時、10歳時に面談し出生体重と母乳育児の有無、家庭環境、親の喫煙などのさまざまな因子と小児のストレスに対する反応および対処方法の関連をみたところ、母乳育児の子どもは両親の離婚時のストレスに対して強いことが示され[36]、また30歳時の精神の健康状態も優れていると報告された[37]。

低出生体重児や早産児は乳幼児虐待のハイリスクである[38]。早産児では母子分離が避けられない場合も多いが、子どもや家族の生活を考え、子どもの長い人生を視野に入れて、母乳育児のための積極的なサポートと母親や父親、同胞との良好な関係を構築するためのケアが望まれる。Baby Friendly NICUやファミリーセンタードケアの取り組みが始まっている[39]。

> ！ Apple Watchのようなウェアラブルデバイス（wearable device）が登場する時代ですから、心拍体動モニターと非侵襲型血糖モニター、連れ去り防止センサーを兼ねた新生児のネームバンドを早く作りましょう！

参考文献

1) Newwell SJ. Enteral feeding of the micropremie. Clin Perinatol. 27(1), 2000, 221-34.
2) Dvorak B. Fituch CC. Williams CS. et al. Increased epidermal growth factor levels in human milk of mothers with extremely premature infants. Pediatric Research. 54(1), 2003, 15-9.
3) Berseth CL. Breast-milk-enhanced intestinal and somatic growth in neonatal rats. Biol Neonate. 51(1), 1987, 53-9.
4) Lucas A. Mitchell MD. Prostaglandins in human milk. Arch Dis Child. 55(12), 1980, 950-2.
5) Leaf A. Dorling J. Kempley S. Early or delayed enteral feeding for preterm growth-restricted infants：a randomized trial. Pediatrics. 129(5), 2012, e1260-8.
6) Morgan J. Bombell S. McGuire W. Early trophic feeding versus enteral fasting for very preterm or very low birth weight infants. Cochrane Database Syst Rev. 2013；3：CD000504.
7) Sullivan S. Schanler RJ. Kim, JH. et al. An exclusively human milk-based diet is associated with a lower rate of necrotizing enterocolitis than a diet of human milk and bovine milk-based products. J Pediatr. 156(4), 2010, 562-7.
8) Sommer C. Resch B. Simoes E. Risk factors for severe respiratory syncytial virus lower respiratory tract infection. Open Microbiol J. 5(Suppl 2-M4), 2011, 144-54.
9) Mathur NB. Dwarkadas AM. Sharma VK. et al. Anti-infective factors in preterm human colostrums. Acta Paediatr Scand. 79(11), 1990, 1039-44.
10) Jarjour J. Juarez AM. Kocak DK. et al. A Novel Approach to Improving Fat Delivery in Neonatal Enteral Feeding. Nutrients. 7(6), 2015, 5051-64.
11) Ronnestad A. Abrahamsen TG. Medbo S. et al. Late-onset septicemia in a Norwegian national cohort of extremely premature infants receiving very early full human milk feeding. Pediatrics. 115(3), 2006, 269-76.
12) Blaymore Bier JA. Oliver T. Ferguson A. et al. Human milk reduces outpatient upper respiratory symptoms in premature infants during their first year of life. J Perinatol. 22(5), 2002, 354-9.
13) Perez PF. Doré J. Bacterial imprinting of the neonatal immune system：lessons from maternal cells? Pediatrics. 119(3), 2007, 724-32.
14) Butte NF. Garza C. Johnson CA. et al. Longitudinal changes in milk composition of mothers delivering preterm and term infants. Early Hum Dev. 9(2), 1984, 153-62.
15) Gross, SJ. Nutritional composition of milk produced by mothers delivering preterm. J Pediatr. 96(4), 1980, 641-4.
16) Morley R. Fewtrell MS. Abbott RA. et al. Neurodevelopment in children born small for gestational age：A randomized trial of nutrient-enriched versus standard formula and comparison with a reference breastfed group. Pediatrics. 113(3), 2004, 515.
17) Birch DG. Birch EE. Hoffman DR. et al. Retinal development in very-low-birth-weight infants fed diets differing in omega-3 fatty acids. Invest Ophthalmol Vis Sci. 33(8), 1992, 2365-76.
18) 環境省．紫外線環境保健マニュアル2015. https://www.env.go.jp/chemi/matsigaisen2015/full.pdf
19) 森下仁丹．Baby D．http://www.jintan.co.jp/product/2014/08/babyd.php
20) Wagner CL. Greer FR；American Academy of Pediatrics Section on Breastfeeding. Prevention of rickets and vitamin D deficiency in infants, children, and adolescents. Pediatrics. 122(5), 2008, 1142-52.
21) Saarinen UM. Kajossari M. Breastfeeding as prophylaxis against disease: prospective follow-up

study until 17 years old. Lancet. 346(8982), 1995, 1065-9.
22) 水野克己, 水野紀子, 瀬尾智子. "母乳育児とアレルギー". よくわかる母乳育児. 第2版. 東京, へるす出版, 2012, 225-6.
23) Lucas A. Brooke R. Morley R. et al. Early diet of preterm infants and development of allergic or atopic disease : randomized prospective study. BMJ. 300(6728), 1990, 837-40.
24) Goldman AS. Thorpe LW. Goldblum RM. et al. Anti-inflammatory properties of human milk. Acta Paediatr Scand. 75(5), 1986, 689-95.
25) Duara S. Ehrenkranz BB. Poindexter, S. et al. Role of human milk in protecting against bronchopulmonary dysplasia(BPD) in extremely low birth weight infant. ISRHML. 2004, A50.
26) Manzoni P. Stolfi I. Pedicino R. et al. Human milk feeding prevents retinopathy of prematurity (ROP) in preterm VLBW neonates. Early Hum Dev. 89(Suppl 1), 2013, S64-8.
27) Sullivan S. Schanler RJ. An Exclusively human milk-based diet is associated with a lower rate of necrotizing enterocolitis than a diet of human milk and bovine milk-based products. J Pediatr. 156(4), 2010, 562-7.
28) Lucas A. Morley R. Cole TJ. et al. Early diet in preterm babies and developmental status at 18 months. Lancet. 335(8704), 1990, 1477-81.
29) Lucas A. Morley R. Cole TJ. et al. Breast milk and subsequent intelligence quotient in children born premature. Lancet. 339(8788), 1992, 261-4.
30) Vohr BR. Poindexter BB. Dusick AM. et al ; NICHD Neonatal Research Network. Beneficial effects of breast milk in the neonatal intensive care unit on the developmental outcome of extremely low birth weight infants at 18 months of age. Pediatrics. 118(1), 2006, e115-22.
31) Vohr BR. Poindexter BB. Dusick AM. et al ; NICHD Neonatal Research Network. Persistent beneficial effects of breast milk ingested in the neonatal intensive care unit on outcomes of extremely low birth weight infants at 30 months of age. Pediatrics. 120(4), 2007, e953-9.
32) 田中実. プロラクチンの脳への作用が母性行動を制御する：ノックアウトマウスが語る幼少期の脳への作用の重要性. 化学と生物. 41(8), 2003, 490-1.
33) Kosfeld M. Heinrichs M. Zak PJ. et al. Oxytocin increases trust in humans. Nature. 435(7042), 2005, 673-6.
34) Watanabe T. Abe O. Kuwabara H. et al. Mitigation of sociocommunicational deficits of autism through oxytocin-induced recovery of medial prefrontal activity. A randomized trial. JAMA Psychiatry. 71(2), 2014, 166-75.
35) Strathearn L. Mamun AA. Najman JM. et al. Does breastfeeding protect against substantiated child abuse and neglect? A 15-year cohort study. Pediatrics. 123(2), 2009, 483-93.
36) Montgomery SM. Ehlin A. Sacker A. Breast feeding and resilience against psychosocial stress. Arch Dis Child. 91(12), 2006m 990-4.
37) Cable N. Bartley M. McMunn A. et al. Gender differences in the effect of breastfeeding on adult psychological well-being. Eur J Public Health. 22(5), 2012, 653-8.
38) Spencer N. Wallace A. Sundrum R. et al. Child abuse registration, fetal growth, and preterm birth : a population based study. J Epidemiol Community Health. 60(4), 2006, 337-40.
39) Gooding JS. Cooper LG. Blaine AI. et al. Family support and family-centered care in the neonatal intensive care unit : origins, advances, impact. Semin Perinatol. 35(1), 2011, 20-8.

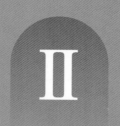

II

生後24時間・生後75時間の超早期授乳重要ポイント

愛仁会高槻病院総合周産期母子医療センター新生児小児科医長
国際認定ラクテーション・コンサルタント（IBCLC）
菊池　新
Kikuchi Shin

Point 1 超早期授乳は正常細菌叢の獲得を促進し、MRSA保菌やMRSA感染症を予防する

NICUでのMRSA根絶は困難

メチシリン耐性黄色ブドウ球菌（methicillin-resistant *Staphylococcus aureus*；MRSA）は1961年に初めて報告され、今日では病院での感染対策において大きな課題の一つとなっている。日本のNICUにおいても1980年代以降MRSA感染症が報告され、敗血症や壊死性気管気管支炎、気管食道瘻を来すなど、重篤な経過をたどる症例も少なくない。超低出生体重児における遅発型敗血症の起炎菌としてはMRSAが最も多く、起炎菌不明の症例を除くと半数を占めていた[1]。NICUからのMRSA根絶は現実的には困難で、近年のNICUにおけるMRSA保菌率は約6割と依然として高く、大規模施設ほど根絶が困難であると報告されている[2]。

超早期授乳はMRSA保菌率を減らす

超早期授乳にはMRSA保菌防御効果があると考えられる。河原田らは超早期授乳群50名と従来の授乳方法群50名において定期的な気管吸引物または鼻腔粘液の培養を行って、MRSA保菌率について調査した（表Ⅱ-❶）[3]。出生体重をマッチさせた両群間で、授乳開始時間は早期群が生後16.6±3.8時間、従来群は生後145.5±111.4時間と従来群で有意に遅く、生後3日間の抗菌薬投与は従来群で有意に高率だった。MRSA保菌率は生

表Ⅱ-❶ 超早期授乳群と従来群との比較

	早期群50例	従来群50例	有意差
在胎週数	30.2±4.2週	30.3±3.4週	N.S.
出生体重	1,299±558g	1,257±473g	N.S.
抗菌薬投与（生後3日以内）	20例	37例	$p<0.001$
人工換気日数	63.0±30.3日	59.3±45.9日	N.S.
入院日数	117.9±76.1日	127.4±79.8日	N.S.
授乳開始時間	16.6±3.8時間	145.5±111.4時間	$p<0.001$
100mL/kg/日に達した日齢	18.7±13.7	24.9±16.7	$p<0.05$

（文献3より引用）

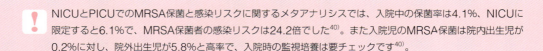

NICUとPICUでのMRSA保菌と感染リスクに関するメタアナリシスでは、入院中の保菌率は4.1%、NICUに限定すると6.1%で、MRSA保菌者の感染リスクは24.2倍でした[40]。また入院児のMRSA保菌は院内出生児が0.2%に対し、院外出生児が5.8%と高率で、入院時の監視培養は要チェックです[40]。

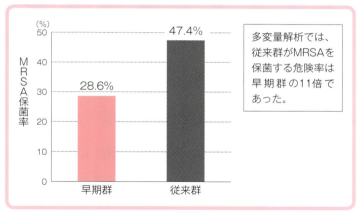

図 Ⅱ-❶ 超早期授乳群のMRSA保菌率に対する効果
（文献3を参考に作成）

後1週の時点から2群間で有意差が認められ、生後8週時点では早期群28.6％、従来群69.2％と早期群で有意に低くなった。また多変量解析の結果、従来群がMRSAを保菌するオッズ比は早期群の11倍になった（図Ⅱ-❶）。

MRSA保菌率を減らせば敗血症が予防できる

一般的にMRSA保菌率が高ければ高いほど、MRSA敗血症が多くなると考えられている。MRSA保菌率とMRSA敗血症の関係について調べた報告がある。竹田らは2006年から2011年の年次別MRSA保菌率と遅発型敗血症件数の関係を調査した[4]。その結果、MRSA敗血症を1例でも発症した時期のMRSA保菌率は47.4％で、発症しなかった時期の28.6％と比べて有意に高かった。

超早期授乳は児の正常細菌叢を早期に定着させることでMRSA保菌率を減少させて、結果的に遅発型敗血症などの重篤な感染症を予防することにつながる。

> NICUに入院した児のMRSA感染には、敗血症以外に、壊死性気管食道瘻や気管切開を必要とする気管軟化症の報告もあります[41, 42]。保菌を一人でも減らす努力を常に怠らないことが、生存率以外に、退院後のQOL改善にもつながります。

Point 2　早期授乳は新生児の腸管上皮の萎縮を予防し、消化管ホルモン分泌を促進する

絶食の弊害

ⅠのPoint 1「母乳には、早産児の腸管の発達、蠕動を促し、障害を受けた上皮を修復する物質が存在する」(p.22参照)でも述べられている通り、母乳を用いた（超）早期授乳は腸管上皮の萎縮を予防する。胎児は少なくとも妊娠12週頃から羊水を嚥下しており、妊娠後期には前述の通り150mL/kg/日を嚥下している。出生後の経腸栄養開始が数日でも遅れると腸管上皮細胞は萎縮を来すと考えられている。ラットを用いた実験では、中心静脈栄養下でも3日間の絶食により腸管粘膜重量が減少し、腸管粘膜の厚さが16％減少し、絶食期間が長くなればさらに重量や厚さが減少したと報告されている[5]。短期間の絶食であっても腸管上皮は萎縮し、その後の低栄養や感染機会の増加につながる。

超早期授乳でアクセルを踏もう

早産児を含む新生児では初回の経腸栄養によって消化管ホルモンの分泌が開始される。出生後6日間絶食とされた新生児では、グルカゴン、ガストリン、胃酸分泌抑制ポリペプチド（GIP）、モチリンといった消化管ホルモンが分泌していないと報告されている[6]。母乳を用いた（超）早期授乳は消化管ホルモンの分泌開始や促進のアクセルとしての役割を担っており、このことは前項で述べた壊死性腸炎や細菌感染予防の観点からも重要である。

新生児における細菌感染発症の重要な要因の一つは、免疫能の未熟性です。好中球の貪食能の未熟性、好中球貯蔵プールの少なさ、単球の走化能の低さ（貪食能や殺菌能は同程度）などが挙げられます[43, 44]。また液性免疫では胎児B細胞のIgG産生能が低く、母体IgGの経胎盤移行は妊娠17週から始まり、33週頃に母親の

Point 3　超早期授乳や早期の経腸栄養の確立は、さまざまな機序によって感染症を予防する

敗血症と壊死性腸炎の予防

　極低出生体重児における経腸栄養の開始は、早期の正常細菌叢の獲得、そして腸管運動の成熟を介して、敗血症や真菌感染に対して予防的に作用していることが示唆されている。

　Flidel-Rimonらは、極低出生体重児を対象に、経腸栄養開始時期と敗血症、壊死性腸炎との関係について後方視的検討を行っている[7]。全体385名中の42％が敗血症を、9％が壊死性腸炎を発症し、それぞれ発症群と非発症群とに分けて経腸栄養開始時期を検討したところ、壊死性腸炎では有意差を認めなかったが、敗血症では発症群が平均4.8日、非発症群が平均2.8日と、発症群で有意に早かった（$p=0.0001$）。

真菌感染の予防

　またBenjaminらの超低出生体重児におけるカンジダ症の後方視的検討は、（超）早期授乳がカンジダ症の予防に寄与する可能性を示唆している[8]。超低出生体重児4,579名中320名（7％）が培養にてカンジダ症と診断され、多変量解析にてリスク因子を検討したところ、出生体重、性別、日齢3時点のセフェム系抗菌薬使用と経腸栄養未開始が挙げられた。

なぜ早期授乳が感染症を予防するのか？

　早期経腸栄養が感染症予防に作用する機序については以下のことが考えられる[7]。

①消化管粘膜萎縮の予防

　動物実験においてわずか数日の絶食で、腸管粘膜重量や厚さが減少することが確かめられている[5]（本章Point 2を参照）。

②病原性細菌の増殖の抑制[9]

　新生児の腸は母乳栄養によって*Bifidobacterium*優位の正常細菌叢を獲得し、そのことで病原性細菌の増殖が抑制され、腸管原性の細菌感染症や壊死性腸炎の予防につながる。絶食の状態が続くと、病原性細菌が増殖しやすく、それに続いて細菌によるエンド

IgG濃度と同レベルになります[44]。早産児や低出生体重児では、免疫の未熟性や移行免疫の低さに加え、低酸素、アシドーシス、生後の抗菌薬投与などの要因が加わるため、感染を起こしやすい状態にあります。

トキシン産生、細菌やエンドトキシンの腸管腔から腸管外組織への移行（bacterial translocation）[10]、そして敗血症へと進展する可能性がある。

③中心静脈栄養からの早期離脱による免疫抑制の減少
　長期の中心静脈栄養には貪食機能の低下などによる免疫抑制作用を伴う。超早期授乳によりそれが予防可能であるという報告がある[11]。

④中心静脈や末梢静脈ルートの早期抜去
　早期の経腸栄養確立により輸液離脱が可能で、刺入部やカテーテルからの細菌侵入を防ぐことができる。

⑤腸管関連リンパ組織（GALT）の機能的発達促進
　GALTは主に小腸粘膜にあるパイエル板と呼ばれるリンパ小節と腸間膜リンパ節から構成される。GALTは腸管内抗原に対して生体で初めて免疫応答する部位で、腸間膜リンパ節や腸管上皮細胞間のリンパ球が腸管粘膜防御機能の要となっている。成人では全身の免疫細胞の約60％がGALTに属するとされており、腸は全身で最大の免疫組織だといえる。母乳、特に初乳中に多く含まれる分泌型免疫グロブリンA（IgA）はGALTに作用して消化管粘膜を覆って、腸管内の病原性微生物の侵入を防御している。

　このように超早期授乳はさまざまな機序によって細菌、真菌、ウイルスなどの病原体の侵入を阻止し、敗血症や壊死性腸炎の予防に寄与すると考えられている。

Point 4 超早期授乳を行うためには、産前から分娩直後にかけての母親への支援が重要である

▌妊娠中：積極的に産前訪問を実施する

　超早期授乳を実施するためにも、出産前からの情報提供は重要である。多くのNICUでは早産児を分娩する母親に対して、時間が許す限りは産前訪問を実施して生まれてくる赤ちゃんに関する情報提供を行っており、「産前訪問」あるいは「プレネイタルヴィジット（prenatal visit）」と呼ばれている。

　両親や家族はまず何よりも児の生命を心配する。分娩が予想される在胎週数に合わせ、児の一般的経過や合併症、予後を中心とした説明に多くの時間を割くだろう。その中で、早産児の栄養に関する情報提供は必須であり、中でも以下のことを内容に含める。

- 早産児にとって「お母さんの母乳」が最適な栄養であること。
- 在胎週数にかかわらず、母乳で育てられること。
- 可能な限り早期から授乳することが児を腸疾患や感染症から守ること。
- ほとんどの場合は出生直後から搾乳が可能であり、より早期に分泌が得られること。

　中にはそれまで十分な時間や情報提供がなく、栄養方法を迷っていたり、早産児には低出生体重児用人工乳が好ましいといった誤った情報を得ていたりする場合もある。母親の知識や希望を的確に把握した上で、産前に必要な情報に絞って正確な情報提供を行う。

▌分娩直後：産後間もなくから搾乳を開始し、母親が継続して実践できるように支援する

1) 搾乳開始時期

　分娩後早期、具体的にはなるべく産後60分以内から搾乳を開始できるように支援する。出産直後の搾乳でも、0.5〜2mL程度採乳できることもしばしば経験する。またできるだけ早く搾乳を開始すると、多くの場合24時間以内ににじむ程度の乳汁産生が見られる。極低出生体重児で産後60分以内の搾乳開始群と、産後6時間からの搾乳開始群とを比較したところ、前者で有意に母乳分泌量が多かったという報告がある[12]。

2) 搾乳方法

　手による搾乳と、搾乳器による搾乳とがある。母親には両方を説明し、状況や母親の

表 Ⅱ-❷ 搾乳方法によるプロラクチンホルモン反応の違い

搾乳方法	直接授乳	手による搾乳	手動搾乳器	電動搾乳器
プロラクチン値 (ng/mL)	55〜550	67	67	46〜405 シングル92.1±29.2 ダブル136±31.6

産後10日まで：200ng/mL、10〜90日：60〜110ng/mL
90〜180日：50ng/mL、180日〜1年：30〜40ng/mL
上記プロラクチン値は産後28〜42日のデータ

(文献13より引用)

希望で選択してもらう。搾乳器を選択した場合も、手搾乳の方法も必ず説明して習得できるよう支援する。搾乳器使用の前後に手による搾乳を行うと分泌が良くなったり、母親自身が乳房の状態を手で確認できる。また外出時の搾乳や、停電時で電動搾乳器が使用できない場合の搾乳としても、手による搾乳は必ず必要になる（搾乳方法については、Ⅳ「ビジュアル理解！ 搾乳・授乳の支援と実際」のp.92を参照）。

3 搾乳回数

産後1〜2週間はプロラクチン受容体の発現が促進される重要な時期であり、最低3時間ごとに搾乳するように支援する。手搾乳よりもダブルポンプ型の電動搾乳器による搾乳の方が、プロラクチン分泌が良好であったという報告があり[13]、早期に直接授乳できる見込みが少ない場合や児の長期入院が予想される場合には、電動搾乳器の使用が望ましい（表Ⅱ-❷）[13]。

4 院外出生児に対する支援

新生児搬送となった場合も、医師や看護師から積極的に搾乳に関する情報提供を行う。その際、搾乳方法を書いたパンフレットと、搾乳した母乳を吸い取る栄養用シリンジを渡すことで、より早期に母乳を得られたという報告がある[14]。また母子分離を避ける意味でも、産科に協力を依頼して褥婦の母体搬送を行うことも選択肢の一つである。

Point 5 超早期授乳は児の理学所見や胃残渣、腹部X線所見を評価しながら積極的に！

初回開始量と増量方法

　超早期授乳の具体的方法について大規模な症例数に基づいた報告はない。河原田らがMRSA保菌防御効果を報告した文献では、2000年より実施されたNeonatal Research Network超早期授乳班の研究プロトコールを含めて、表Ⅱ-❸に示した方法が提示されている[3]。初回開始量と1日当たりの増量は、出生体重1,250g未満で10mL/kg/日以下に、出生体重1,250g以上では20mL/kg/日以下に設定されている。

　当院では超低出生体重児を含む早産児について、原則として生後24時間以内に授乳を開始している。母親の搾乳した母乳（own mother's milk）を用い、表Ⅱ-❹に示した

表Ⅱ-❸ 超早期授乳の授乳計画表

出生体重	初回投与量	増量開始初日	増量開始2日目以降
400〜599g	0.3 mL×8回	0.5 mL×8回	0.3 mL/回ずつ増量
600〜799g	0.5 mL×8回	0.8 mL×8回	0.5 mL/回ずつ増量
800〜999g	0.7 mL×8回	1.0 mL×8回	0.7 mL/回ずつ増量
1,000〜1,249g	1.0 mL×8回	1.5 mL×8回	1.0 mL/回ずつ増量
1,250〜1,499g	2.0 mL×8回	4.0 mL×8回	2.0 mL/回ずつ増量
1,500〜1,999g	3.0 mL×8回	6.0 mL×8回	3.0 mL/回ずつ増量
2,000g〜	5.0 mL×8回	10.0 mL×8回	5.0 mL/回ずつ増量

＊増量開始基準：投与前の胃内吸引量が、3回連続して投与した量より少ない場合
＊400〜999g：Neonatal Research Network（NRN）で定めた授乳計画量
＊1,000g〜：福島県立医科大学附属病院総合周産期母子医療センターで定めた授乳計画量

（文献3より引用改変）

表Ⅱ-❹ 超早期授乳の授乳計画表（愛仁会高槻病院）

出生体重	0〜24時間	24〜48時間	48〜72時間	72〜96時間	以降
400〜599g	0.3mL×4回	0.5mL×4回	0.5mL×8回	0.5mL×12回	0.5mL/回ずつ増量×12回
600〜799g	0.5mL×4回	1.0mL×4回	1.0mL×8回	1.0mL×12回	1.0mL/回ずつ 〃
800〜999g	1.0mL×4回	1.5mL×4回	1.5mL×8回	2.0mL×12回	1.0mL/回ずつ 〃

授乳計画表を参考に、理学所見や腹部X線所見を見ながら問題がなければ積極的に増量している。胃残渣に関しては性状が血性・胆汁様でなければ合計量が指示量になるよう戻しているが、状況により合計量が指示量＋1〜2mLまで許可している。また授乳中止基準は、著明な腹部膨満、連続する嘔吐、多量の血性胃残渣、壊死性腸炎Stage1-B以上としている。

緩やかな増量は必ずしも妥当とは言えない

極低出生体重児における経腸栄養増量については、緩徐に増量した方が壊死性腸炎発症率は低いとされてきたが、極低出生体重児を緩徐増量群（15mL/kg/日）と早期増量群（35mL/kg/日）との2群に分けたRayyisらの比較対照研究では、壊死性腸炎発症率に有意差を認めなかったと報告している[15]。またCochraneデータベースのシステマティックレビューにおいても同様に結論づけており[16]、胎便排泄や腸管蠕動が確立すればより早い増量によって早期のfull feeding確立や中心静脈や輸液からの離脱、早期の出生体重復帰へとつながると考えられている。

Point 6 早期授乳のための母親の母乳（own mother's milk）が得られない場合の第一選択は、人工乳ではなく「もらい乳」である

どうしても母乳が得られない場合

　早産児に対する母乳栄養は、これまでに述べたように、人工乳や経腸栄養剤による栄養に比べてさまざまな利点があり、より安全である。早産児を出産する母親に対して可能な限りNICU入院前から必要な情報提供を行い、分娩後早期から定期的に搾乳を開始するなど、適切かつ十分な支援を行うことで、多くの場合、最終的に児に必要な量の母乳分泌が得られる。しかし早産児分娩においては乳汁生成Ⅱ期の開始が遅れる割合が多く、生後早期には児に必要な量の母乳が得られない場合もある。

　このような場合に海外では、母乳バンクから母乳の提供を受けることができる地域がある。しかし国内では、病院レベルの母乳バンクは存在するが、多施設へ母乳を提供している母乳バンクは現在のところ存在しない。

もらい乳を実施するために

　そこで、各施設に入院中あるいは入院していた母親から個別に提供を受けて、必要な症例に対して使用している。これを「もらい乳」または「あげ乳」と呼んでいる。2000年に報告されたNeonatal Research Network超早期授乳班の実態調査では、アンケートに回答した25施設中14施設（56％）においてもらい乳を実施していた[17]。

　早産児に対するもらい乳を実施するにあたっては、各施設においてもらい乳の適応や母乳提供者の基準、実際の運用方法について決定し、マニュアルや同意書などをあらかじめ作成しておく（p.204「もらい乳、こんなに有意義です」）。特に感染症検査や個人情報についての取り扱い、保管中の母乳を使用する場合の調乳から配膳までの流れについても詳細に決めておく。

　以下に冷凍母乳を使用したもらい乳の運用例を示す。

母乳提供者の適応基準

　以下のすべてを満たしており、提供者自身から同意を得られた場合とする。

> ！ 当院では母乳を提供してくださるお母さんに、病院から母乳バッグをお渡ししています。そのほかにも遠方なら病院への送料負担や搾乳器の消耗品提供など、母乳を提供することが負担にならないよう十分に配慮しましょう。

①妊娠中血液検査で梅毒、B型肝炎ウイルス（HBV）、C型肝炎ウイルス（HCV）、HTLV-1、HIVがすべて陰性であること。
②妊娠中血液検査でサイトメガロウイルス（CMV）抗体がIgG、IgMともに陰性であること。ただし、もらい乳対象児が在胎35週以上の場合は、CMV IgG抗体陽性、CMV IgM抗体陰性でも可能とする。なお、CMV IgM抗体陽性の場合は母乳中のウイルス量がより多いため、使用しない。
③直近3カ月以内に輸血歴がないこと。
④もらい乳開始時点で喫煙していたり授乳禁忌となる薬剤を内服していたりしないこと。
⑤提供者自身の児に必要な量を大きく上回る母乳分泌が得られていること。

　必要なときにいつでももらい乳が実施できるよう、もらい乳をストックしておくことが望ましい。そのためには普段から提供者の候補となる母親に対して、主治医など医療者側から母乳の提供を依頼する。当然ながら母親の身体的・精神的状態や児に対する思いや受け止め、母乳分泌に対する不安などについても十分に考慮し、前述の適応基準をすべて満たしたとしても不適切だと判断した場合は提供者に選ばない。また臨床研究に対する同意と同様に、提供に同意しない場合も児や母親に一切不利益がないことを必ず説明する。

もらい乳の運用

1　もらい乳の保管

　長期間の保管には、もらい乳保管専用の冷凍庫を設置することが望ましい。ドアの開閉が頻繁な冷凍庫では母乳バッグ表面の融解と冷凍とが繰り返されるためである。当院では、提供者が持参したビニール袋や提供者ごとのプラスチックケースにまとめて保管し、搾乳日時が古いものから順番に使用している。

　冷凍母乳の保管期間については、冷凍保管によるビタミンや脂肪含有量の減少を考慮し、理想的には搾乳後3カ月とされており、最長でも12カ月までとしている[18]。

2　もらい乳の適応[19]

　以下の症例で、児自身の母親の母乳（own mother's milk）が入手できない場合とする。
①超低出生体重児の急性期
②消化管手術後の新生児で腸管機能不全のある児
③母乳以外の栄養で腸管原性の感染症（腸炎、壊死性腸炎、敗血症）を繰り返した児
④アレルギーなどで消化管症状のある児

もらい乳の提供者に依頼のための説明を行うと、お母さんからこんな声が聞かれます。「誰かのお役に立てるなら、ぜひ使ってください」「冷凍庫もいっぱいで捨てていたので、もらってもらえて誰かの役に立つなんて助かり

⑤その他主治医が必要だと判断した場合

　もらい乳の利点と注意点を主治医から家族に説明し、同意を得られた場合に実施する。

3　母乳の冷凍方法

　確実なウイルス不活化には、母乳を62.5℃・30分で加熱する低温殺菌（パスツール化：Holder pasteurization）が望ましいが、低温殺菌の実施が難しい施設では冷凍母乳を使用する。ウイルスの不活化を図る目的で、もらい乳は原則として冷凍母乳（72時間以上、−20℃で冷凍したもの）のみを使用する。なお一部の家庭用冷凍庫では細胞を生きたまま冷凍できるCell Alive Systemを採用しているものがあり、母乳に含まれる細胞に存在するウイルスが不活化しないため、入院前後のオリエンテーションであらかじめ母親に情報提供しておく必要がある。

4　トレーサビリティの確保と個人情報の取り扱い

　もらい乳実施時は輸血製剤や臓器移植と同様に、提供された母乳をどの児に与えたかについて記録を残しておく（トレーサビリティ）。その際は患者やその家族が閲覧可能である電子カルテ上ではなく、それとは独立したパソコンやファイルにデータを保存する。病院であれば栄養科や調乳室の担当者にデータ保管を依頼するのも一つの方法である。

　児や母乳提供者に関する個人情報や病状に関しては、互いに提供されることがないよう十分に注意する。すでに児の母親と母乳提供者との間に面識や交流がある場合も、医療者側からは情報提供は行わない。また電子カルテに記載する際も互いの氏名を使用しないようにし、また調乳ラベルには児の氏名に「もらい乳」と表記したり、提供者を匿名化した記号で表記したりなどして、決して提供者が特定されることがないように注意する。

5　もらい乳の期間

　もらい乳をいつまで継続するかの明確な基準はなく、もらい乳の適応と症例ごとの経過で個別に決定する。急性期の超低出生体重児で分泌量が不足していた場合なら、分泌量が増えるように継続的に支援し、必要量が充足した時点で中止する。また消化管手術後の場合、母乳栄養下で腹部単純X線の腸管拡張像や、必要に応じて消化管造影の結果から腸管蠕動機能を評価し、消化管機能が回復したと判断できるようになってから、人工乳や栄養剤へ変更することが望ましい。また消化管手術後に新生児・乳児消化管アレルギーを発症した症例が多数報告されており[20〜24]、母乳以外の栄養に変更する際は発症前や術後の経過、検査結果に基づいて適切で安全な栄養方法を選択し、症状が増悪した際はいったん母乳栄養に戻すなどの対応が必要である。

ます」。同じ境遇にいるお母さんに共感する気持ちが感じられます。敬意を持って大切にお預かりし、感謝の気持ちやねぎらいの言葉をおかけするようにしています。

Point 7 サイトメガロウイルス（CMV）抗体陽性母体から生まれた早産児では、CMVの経母乳感染を避けるために、低温殺菌（パスツール化）した母乳あるいはCMV未感染者からのもらい乳を与える

母乳を凍結するとCMVは不活化する？

　サイトメガロウイルス（CMV）は通常、幼少期に感染し、免疫能が正常であれば大半は無症状で経過し、生涯その宿主に潜伏感染する。感染経路は感染者の血液・唾液・尿・涙・母乳・精液といった体液である。母子感染経路としては、子宮内で胎盤を通して血行性に感染する経路、出生時の産道感染、出生後の経母乳感染の3つがある。

　妊婦が初感染すると約40％で胎児の先天性CMV感染が発生し、その約2割では低体重、小頭症、点状出血、血小板減少、肝脾腫、黄疸、難聴、知的障害、網脈絡膜炎などの臨床症状が見られる。画像所見の異常を合わせると約3割が症候性で、予後は比較的不良である。

　これに対して出生後のCMV感染は、正常な免疫能を有する正期産児においては無症候性に経過し（不顕性感染）、児は母乳を介して自然に免疫を獲得すると考えられている。ただ早産児では正常の免疫能を有していても症候化する可能性がある。これまでは冷凍母乳（−20℃以下で72時間以上冷凍させたもの）であればCMVは不活化し安全であるとされてきた[25]。

CMV抗体陽性の母親の母乳は低温殺菌する

　しかし近年になり、在胎32週未満の早産児で、冷凍母乳によるCMV感染が数多く報告され、その中には敗血症様症状や壊死性腸炎を発症した重症例が含まれていた[26～32]。Hotsuboらは、産後4週間の母乳中CMV-DNAをPCR法で調べたところ、13名中12名で陽性であったと報告しており[33]、冷凍母乳においても感染率は低くなるもののCMVの存在が証明されている[32]。CMVの経母乳感染を防止するために、オーストリア小児科学会ではCMV抗体陽性の母親からの母乳は、児が修正35週になるまではすべて低温殺菌（パスツール化）して与えることを推奨している[34]。低温殺菌とは母乳の中心温が62.5℃となる状態で30分間加熱し、その後急速に冷却する方法である。これによりほとんどのウイルスは不活化するが、酵素活性が低下するなど、失うものもある。表Ⅱ-❺

表 II-5　母乳中のウイルスを不活化する方法

方　法	感染防御効果や変化
冷　凍 −20℃ 7日間	・ウイルス量は1/10〜1/100に減少するが完全に感染力を失わない ・重篤なCMV感染症を呈する早産児の報告が見られる
低温殺菌 62.5℃ 30分	・ほとんどの細菌やウイルスを不活性化する効果がある ・乳糖、蛋白質、脂質といった栄養素やTGF-α、TGF-β_2に関しては影響を受けない ・40℃以上では胆汁酸刺激リパーゼが急速に活性を失い、児の脂肪吸収が悪化する ・ビタミンB_{12}結合能は温度上昇に従い低下する
高温短時間殺菌 （HTST法または flash heat法）[35〜37] 72℃または87℃ 5〜15秒	・感染性は低温殺菌と同様に消失する（ウイルスの不活化には15秒が望ましい） ・一般の高温殺菌と異なり、加熱に弱いビタミンや免疫物質のうちラクトフェリン、リゾチーム、IgAの減少がない ・低温殺菌と異なり、胆汁酸刺激リパーゼの活性も維持される ・近年HIV陽性の母親におけるウイルス不活化の方法として注目されている

HTST：high temperature short time

に主なウイルス不活化法についてまとめた。

　現在国内では調乳室レベルで使用する大規模な低温殺菌装置は発売されていない。そのため実験室で使用する恒温槽や調乳室の冷却装置を用いるなどして個別に低温殺菌を行う。また低温殺菌が難しい施設では、CMV抗体陰性の母親から母乳の提供を受け、もらい乳を実施するといった方法もある。ただし最近の全国調査でも妊婦のCMV抗体保有率は70％であり、ドナーの確保が難しいという問題がある。

Point 8 口腔内塗布は正常細菌叢の獲得とMRSA保菌予防、そして母子愛着形成、母乳分泌促進に対しても有効である

口腔内塗布の効果

母乳の口腔内塗布による効果としては、MRSA保菌率低下による感染防御と、母親による口腔内塗布での母子愛着形成や母乳分泌促進が挙げられる。

また早産児に対する授乳にも母親が積極的に参加できるようにすることは、母親により明確な面会の動機を作り、母子愛着形成に寄与することが考えられる。口腔内塗布の際に児の探索反射や吸啜を認めることがあり、その様子を見た母親は喜び、児を愛おしく感じることで母乳分泌促進に働くことが考えられる。

口腔内塗布の安全性

鈴木らは超低出生体重児に対して生後3日以内に母乳塗布を開始したところ、生後1週間以内に口腔内に正常細菌叢が確立し、MRSA保菌率が有意に減少したと報告している[38]。一方で超低出生体重児や極低出生体重児に対する口腔内塗布には、慢性肺疾患を増悪させる可能性がある微量の誤嚥（micro aspiration）が懸念される。しかし極低出生体重児を対象とした口腔ケアとして母乳塗布を開始し、その前後で比較した後方視的検討において、気管内分泌物の細菌培養陽性率や呼吸器関連肺炎（ventilator associated pneumonia）の発症率に有意差を認めなかったという報告があり[39]、少なくとも口腔内塗布した母乳の誤嚥による感染症を強く懸念する必要はないと考えられる。

口腔内塗布の方法と実施

授乳時間に合わせて滅菌綿棒に数滴含ませた母乳を口腔粘膜に塗布する。またそれに満たない極少量の場合には、1～2滴を口腔内に滴下する方法もある。

早ければ修正28週以降、一般的には修正32週以降になれば、母乳を含んだ綿棒を児が吸啜する様子が見られる。注入中に母親に口腔内塗布をしてもらうことで、児の吸啜する様子を直接見ることができる。ただし週数が早いほど吸啜−嚥下−呼吸の協調が未熟であるため、吸啜中に無呼吸や徐脈を起こす可能性がある。そのため母親が実施する場合、最初は必ず担当看護師と一緒に実施し、母親が児の呼吸の様子を見ながら綿棒を外

NICU入院患者に対する母乳の口腔内塗布導入前後の鼻腔細菌叢の比較では、導入後に常在菌の割合が増加し、MRSAや緑膿菌などの病原菌が減少したという報告があります[45]。

すように指導するなど、母親自身が安全に実施できるようにする。

　実施期間に決まった方針はないが、前述した正常細菌叢の獲得とMRSA保菌予防の観点から、母乳が届き次第なるべく早期から開始し、監視培養を実施している施設では少なくとも児の常在菌が確認されるまでは実施する。

参考文献……

1) Usukura Y. Igarashi Y. Examination of severe, hospital acquired infections affecting extremely low birthweight（ELBW）infants. Pediart Int. 45(2), 2003, 230-2.
2) 高橋尚人，崔信明，矢田ゆかりほか．新生児集中治療室におけるMRSA保菌に関する全国調査．日本小児科学会雑誌．109(8)，2005，1009-14.
3) 河原田勉，氏家二郎，有賀裕道ほか．超早期授乳および母乳口腔内滴下のメチシリン耐性黄色ブドウ球菌保菌に対する防御効果．日本未熟児新生児学会雑誌．16(2)，2004，72-80.
4) 竹田知洋，釣澤智沙，久枝義也ほか．NICUにおけるMRSA保菌状況と敗血症発症との関連．日本周産期・新生児医学会雑誌．48(4)，2013，939-44.
5) Hughes CA. Dowling RH. Speed of onset of adaptive mucosal hypoplasia and hypofunction in the intestine of parenterally fed rats. Clin Sci（Lond）. 59(5), 1980, 317-27.
6) Lucas A. Bloom SR. Aynsley-Green A. Gut hormones and 'minimal enteral feeding'. Acta Paediatr Scand. 75(5), 1986, 719-23.
7) Flidel-Rimon O. Friedman S. Lev E. Early enteral feeding and nosocomial sepsis in very low birthweight infants. Arch Dis Child Fetal Neonatal Ed. 89(4), 2004, F289-92.
8) Benjamin Jr. DK. Stoll BJ. Fanaroff AA. et al. National Institute of Child Health and Human Development Neonatal Research Network. Neonatal candidiasis among extremely low birth weight infants : Risk factors, mortality rates, and neurodevelopmental outcomes at 18 to 22 months. Pediatrics. 117(1), 2006, 84-92.
9) Marshall JC. Gastrointestinal flora and its alterations in critical illness. Curr Opin Clin Nutr Metab Care. 2, 1999, 405-11.
10) 日本外科代謝栄養学会．話題の用語：Bacterial Translocation（BT）．http://www.jsmmn.jp/dic/1-1.html
11) Okada Y. Klein N. van Saene HK. et al. Small volumes of enteral feedings normalise immune function in infants receiving parenteral nutrition. J Pediatr Surg. 33(1), 1998, 16-9.
12) Parker LA. Sullivan S. Krueger C. et al. Effect of early breast milk expression on milk volume and timing of lactogenesis stage Ⅱ among mothers of very low birth weight infants : a pilot study. J Perinatol. 32(3), 2012, 205-9.
13) Worgan RE. "Expressing/Pumping breast milk". Core Curriculum for Lactation Consultant Practice. Walker M. ed. Boston, Jones and Bartlett Learning, 2002, 599-600.
14) 仲山智美，森口紀子，中井宏美ほか．NICUにおける院外出生児への母乳育児支援　パンフレットおよび関連病院への電話依頼を通してシリンジ搾乳を勧める．Neonatal Care. 23(8)，2010，868-73.
15) Rayyis SF. Ambalavanan N. Wright L. et al. Randomized trial of "slow" versus "fast" feed

advancements on the incidence of necrotizing enterocolitis in very low birth weight infants. J Pediatr. 134(3), 1999, 293-7.

16) Morgan J. Young L. McGuire W. Slow advancement of enteral feed volumes to prevent necrotising enterocolitis in very low birth weight infants. Cochrane Database Syst Rev. 2013；3：CD001241.

17) 市橋寛, 藤村正哲, 青谷裕文ほか. NRN多施設共同試験　超低出生体重児における超早期授乳に関する研究：超低出生体重児における栄養に関する実態調査. 日本新生児学会雑誌. 38(1), 2002, 67-72.

18) Jones F. "Appendix 2：Summary of storage of human milk". Best Practice for Expressing, Storing and Handling Human Milk. Texas, Human Milk Bank Association of North America, 2011, 44-8.

19) 山口直人, 石黒利佳, 奥起久子ほか. 川口市立医療センターにおけるドナーミルク（もらい母乳）使用の現状. 日本未熟児新生児学会雑誌. 25(3), 2013, 666.

20) 若尾純子, 楠田聡, Kim TJほか. 好酸球増多, 血清IgE値の上昇を契機に診断されたミルクアレルギーの早産児2例. 日本未熟児新生児学会雑誌. 15(1), 2003, 69-75.

21) 李進剛, 中西秀彦, 松波聡子ほか. 新生児消化器疾患の手術治療後に発症したミルクアレルギーの3例. 日本小児科学会雑誌. 108(2), 2004, 286.

22) 増本幸二, 江角元史郎ほか. 超短腸症候群に合併したミルクアレルギーの2例. 日本小児外科学会雑誌. 45(2), 2009, 284.

23) 松浦玄, 菱木知郎, 手柴理沙ほか. 新生児期消化管手術後に発症したミルクアレルギー症例の検討. 日本小児外科学会雑誌. 47(4), 2011, 662.

24) 横田千恵, 山本順子, 高橋保彦. 消化管手術後にミルクアレルギーを発症した早産児の3例. 日本未熟児新生児学会雑誌. 24(3), 2012, 739.

25) Friis H. Andersen HK. Rate of inactivation of cytomegalovirus in raw banked milk during storage at -20℃ and pasteurization. BMJ. 285(6355), 1982, 1604-5.

26) Vochem M. Hamprecht K. Jahn G. et al. Transmission of cytomegalovirus to preterm infants through breast milk. Pediatr Infect Dis J. 17(1), 1998, 53-8.

27) Yasuda A. Kimura H. Hayakawa M. et al. Evaluation of cytomegalovirus infections transmitted via breast milk in preterm infants with a real-time polymerase chain reaction assay. Pediatrics. 111(6 Pt 1), 2003, 1333-6.

28) Jim WT. Shu CH. Chiu NC. et al. Transmission of cytomegalovirus from mothers to preterm infants by breast milk. Pediatr Infect Dis. 23(9), 2004, 848-51.

29) Doctor S. Friedmann S. Dunn MS. et al. Cytomegalovirus transmission to extremely low-birthweight infants through breast milk. Acta Pediatr. 94(1), 2005, 53-8.

30) Lee HC. Enright A. Benitz WE. et al. Postnatal cytomegalovirus infection from frozen breast milk in preterm, low birth weight infants. Pediatr Infect Dis. 26(3), 2007, 276.

31) Buxmann H. Miljak A. Fischer D. et al. Incidence and clinical outcome of cytomegalovirus transmission via breast milk in preterm infants </= 31 weeks. Acta Paediatr. 98(2), 2009, 270-6.

32) Wakabayashi H. Mizuno K. Kohda C. et al. Low HCMV DNA copies can establish infection and result in significant symptoms in extremely preterm infants：a prospective study. Amer J Perinatol. 29(5), 2012, 377-82.

33) Hotsubo T. Nagata N. Shimada M. et al. Detection of human cytomegalovirus DNA in breast milk by means of polymerase chain reaction. Microbiol Immunol. 38(10), 1994, 809-11.

34) Zwaiauer K. Deutschm J. Goriup U. et al. Prävention von Muttermilch-mediierten CMV-Infektionen bei Fruhgeborenen. Monatschr Kiinderheilkd. 151, 2003, 1346-7.
35) Goldblum RM. Dill CW. Albrecht TB. et al. Rapid high-temperature treatment of human milk. J Pediatr. 104(3), 1984, 380-5.
36) Israel-Ballard KA. Abrams BF. Coutsoudis A. et al. Vitamin content of breast milk from HIV-1-infected mothers before and after flash-heat treatment. J Acquir Immune Defic Syndr. 48(4), 2008, 444-9.
37) Baro C. Giribaldi M. Arslanoglu S. et al. Effect of two pasteurization methods on the protein content of human milk. Front Biosci(Elite Ed). 3, 2011, 818-29.
38) 鈴木昭子，中村友彦，小宮山淳ほか．超低出生体重児の上気道常在細菌叢と口腔内母乳塗布のMRSA保菌への影響．日本小児科学会雑誌．107(3)，2003，480-3.
39) Thibeau S. Boudreaux C. Exploring the use of mothers' own milk as oral care for mechanically ventilated very low-birth-weight preterm infants. Adv Neonatal Care. 13(3), 2013, 190-7.

---

40) Zervou FN. Zacharioudakis IM. Ziakas PD. et al. MRSA colonization and risk of infection in the neonatal and pediatric ICU : A meta-analysis. Pediatrics. 133(4), 2014, e1015-23.
41) 南條浩輝，北島博之，西澤和子ほか．メチシリン耐性黄色ブドウ球菌(MRSA)感染が原因と考えられた壊死性気管食道瘻の2症例．日本周産期・新生児医学会雑誌．45(3)，2009，787-93.
42) 魚住梓，津田兼之介，喜多麻衣子ほか．当院NICUにおける気管切開症例の検討．日本未熟児新生児学会雑誌．26(2)，2014，324-30.
43) 高橋尚人．胎児・新生児の免疫系の発達．周産期医学必修知識．第7版．周産期医学41巻増刊．東京，東京医学社，2011，502-3.
44) 笠井正志，児玉容，葛本佳似．新生児・未熟児への抗菌薬投与の注意点．感染と抗菌薬．12(2)，2009，118-23.
45) 浅沼秀臣，野口聡子，石川淑ほか．NICU／GCUにおける口腔内母乳塗布による鼻腔定着細菌叢の変化．日本未熟児新生児学会雑誌．25(3)，2013，429.

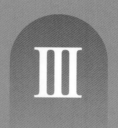

エビデンスにもとづく
母乳の保管と使用手順

群馬県立小児医療センター新生児科、第二内科部長
国際認定ラクテーション・コンサルタント（IBCLC）
丸山憲一
Maruyama Kenichi

1 病棟での母乳の管理のポイント

　母乳を安全に、かつ十分な栄養と生物学的活性を維持したまま患児に与えるようにするために、温度が母乳の成分や母乳中に含まれる感染因子に及ぼす影響を考慮して母乳を扱うこと、母乳が適切な温度で患児に与えられるようにすること、母乳の取り違えを起こさないように注意することが必要である。本項では、主にHuman Milk Banking Association of North America発行の『Best Practice for Expressing, Storing and Handling Human Milk in Hospitals, Homes and Child Care Settings』第3版（2011年刊）の推奨を基に、当院での実践も含め、母乳の保管から冷凍母乳の解凍、分乳、加温、配乳、母乳誤投与時の対応について解説する。

2 冷凍母乳の保管

1 母乳の保存期間に関する推奨（表Ⅲ-❶）

　NICUには、搾乳したばかりの新鮮母乳が室温下もしくは冷蔵された状態で持ち込まれるか、凍結させた冷凍母乳が持ち込まれる。一般に新鮮母乳は室温（16〜29℃）で4〜6時間、冷蔵（4℃以下）で4〜8日、冷凍母乳は冷凍（-20℃以下）で12カ月保存可能であるが、患児の状態などによって保存期間が異なる[1]。

2 母乳の保存期間に関する報告

1 新鮮母乳

　新鮮母乳では、25〜26℃で4〜6時間は細菌の増殖が抑制され、有意な増加が見られないと報告されている[2, 3]。また、母乳は生物学的活性を有するため、搾母乳を冷蔵した場合、8日間は細菌が減少した状態であるとの報告がある[4]。そのほかに、冷蔵した母乳中の細菌増殖、抗菌物質に関する検討から、冷蔵した場合、保存期間を4日間以下とすることを推奨する報告がある[5]。

2 冷凍母乳・低温殺菌（パスツール化）した母乳

　冷凍母乳もしくは低温殺菌した母乳は抗菌作用が若干低下し、低温殺菌した母乳に比

医学はエビデンスを重視していますが、子育てはナラティブな世界です。医療従事者は一人ひとり異なった子育てを尊重するような態度でお母さんと赤ちゃんに臨むことが重要です。

表 Ⅲ-❶ 母乳の保存期間 (Human Milk Banking Association of North America)

	温度	保存可能期間			
		NICU入院児とハイリスク児		正期産児	年長児
		強化なし	強化母乳		
新鮮母乳	室温 (16〜29℃)	4時間以内	強化物添加後直ちに使用	6時間以内	6時間
	冷蔵 (4℃以下)	2〜4日	24時間以内	5日以内	8日以内
	冷凍 (−20℃以下)	3カ月（12カ月まで可、1カ月が望ましい）	禁	3カ月（12カ月まで可、1カ月が望ましい）	12カ月
冷蔵庫で解凍し、加温していない解凍母乳	室温 (16〜29℃)	4時間以内	冷蔵後、次回授乳時使用	4時間以内	4時間以内
	冷蔵 (4℃以下)	24時間以内	24時間以内	24時間以内	24時間以内
	再冷凍	禁	禁	禁	禁
室温まで加温した解凍母乳	室温 (16〜29℃)	今回の哺乳でのみ使用	今回の哺乳でのみ使用	1時間以内	今回授乳後4時間以内
	冷蔵 (4℃以下)	4時間	廃棄	4時間	4時間以内
	再冷凍	禁	禁	禁	禁

（文献1を参考に作成）

べ冷凍母乳の方が混入する細菌の量が多い。低温殺菌した冷凍母乳は解凍後、7〜122時間冷蔵した後も細菌の増殖はなかったとの報告があるが[6]、NICUに入院しているハイリスク児ではより厳格に、解凍した母乳の冷蔵での保存期間を24時間とすることが推奨されている[1]。

3 強化母乳

強化母乳では、室温で強化物中の多糖体が分解され浸透圧が上昇する。また、強化母乳では細菌繁殖が起こりやすくなるが、鉄を含む強化物は新鮮母乳に添加しても室温で6時間、有意な細菌増殖の促進を起こさないとの報告がある[7]。しかし、いったん凍結した母乳に添加すると、母乳の抗菌作用が抑制されることを示唆する報告もある[8]。強化母乳については強化物の内容などを考慮する必要があるため、保存した場合の安全性について十分な結論を出すには至っていない[1]。強化母乳は室温では直ちに使用すること、4℃以下で冷蔵した場合、24時間以内に使用することが推奨されているが[1]、強化物が母

乳中の脂肪球に影響することから12時間以内に使用することを推奨している報告もある[9]。強化物添加後直ちに使用することが理想だが、12〜24時間が冷蔵保存の許容期間であろう。

3 母乳の保管にあたっての注意

1) 取り違えが起こらないようにするための対策

母乳を患児の家族から預かる際には、母乳バッグや搾母乳が入った哺乳瓶・シリンジに母親の氏名（患児に名前がついている場合は、患児の名前も併記）、搾乳日時、量の記入されたラベルがついていることを確認する（図Ⅲ-❶）。

冷凍母乳を預かって冷凍庫で保管する際は、母乳バッグを患児別のコンテナに入れるなど工夫し、取り違えが起こらないように注意する。

2) 保管する冷蔵庫、冷凍庫

冷蔵庫は1〜4℃、冷凍庫は−20℃以下に設定する。扉の開閉で温度が変動するのは、短時間であれば特に問題ない。庫内温の警報を設定し、24時間ごとに庫内温を点検する。

停電で庫内の温度が上がると、保存している母乳の安全性が保てなくなるため、冷蔵庫、冷凍庫は停電時も使用できる緊急用の電源に接続する。また、定期的に庫内の清掃を行うようにする。

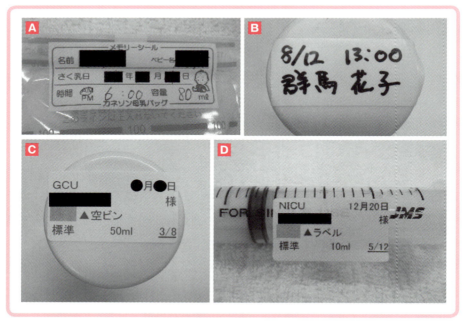

図Ⅲ-❶ 母乳バッグ（A）、新鮮搾母乳（B）、分乳した哺乳瓶（C）、シリンジ（D）のラベル
CとDはオーダリングシステムを使用し、栄養士がラベルを発行している。

3 解　凍

1 解凍方法

1) 乾熱式解凍器
温風を循環させ、解凍する器械が実用化されている（図Ⅲ-❷-A）。解凍には数十分かかる（表Ⅲ-❷）。有効性については証明されていないが、水による汚染のリスクがなく、庫内を清掃できるといった利点がある。

2) 温水による解凍
37℃以下の温水で解凍する。汚染されやすいため、哺乳瓶の場合は容器の蓋まで水につけないように注意する。

3) 水道水による解凍
水道水をためた容器に母乳バッグをつける（図Ⅲ-❷-B）、もしくは水道水を母乳バッグの入った容器に流しかけながら解凍する。

4) 室温での解凍
冷凍庫から取り出し、室温下で解凍する。

5) 冷蔵庫内での解凍
冷凍庫から必要量の冷凍母乳を冷蔵庫に移し、解凍する。解凍した母乳の保存期間は室温下では4時間、4℃以下では24時間で、冷蔵庫内での解凍は母乳の温度を確実に4℃

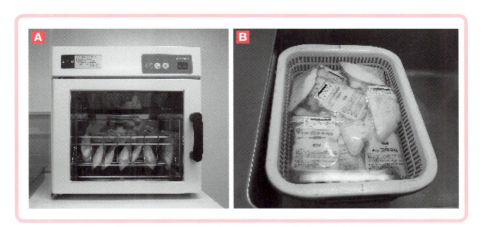

図Ⅲ-❷ 乾熱式解凍器による解凍（A）と水による解凍（B）

「母乳でなければならない」と考えすぎると、せっかくの子育てがつらいものになってしまいます。そのようなときは、同じ悩みを持ったお母さん同士で話をしたり、母乳育児の専門家に相談してみてもよいのではないでしょうか。

表 Ⅲ-❷ 温風循環式母乳解凍器の解凍時間

母乳バッグ	解凍時間
50mL×14個	約20分
100mL×14個	約30分
200mL×14個	約50分

冷凍温度−15℃の母乳バッグ14個を解凍するに要する時間の目安
（エイシン電機株式会社製温風循環式母乳解凍器Mil-softの場合。同社の説明書より引用）

表 Ⅲ-❸ 解凍方法の比較

	乾熱式解凍器による解凍	水道水・温水での解凍	室温での解凍	冷凍庫内での解凍
解凍に要する時間	→（大量解凍の場合↗）	→	↑	↑↑
母乳中の酵素免疫物質の活性	?	→	→	→
細菌汚染のリスク	↓	↑	↓	↓
ランニングコスト	＋（電気代）	＋（水道〈燃料〉代）	―	（加温のためには―）

以下に保って保存できるが、時間がかかる。冷蔵庫に移してから24時間以内で使い切る。

それぞれの解凍方法の比較を表Ⅲ-❸に示す。

2 解凍の際の注意

　脂肪と蛋白、水分の解凍速度は異なるため、完全に解凍されたか、よく注意して見て、その後、冷蔵することが必要である。完全に解凍した母乳は脂肪や微量栄養素を均一にするために静かに撹拌する。哺乳させる瓶で解凍するときは、児に与える際にも完全に解凍されているかを確認する。

　1回の授乳量が数mL以下といったように少量の場合、1回分ずつを容器に入れて凍結し保存するのは、解凍の際に栄養が均一でなくなる可能性があること、過剰に加温される危険性があることから避けるべきである。このような場合は、適当な量の母乳を容器に入れて凍結し、使用する際に解凍し、そこからシリンジで1回投与分を吸うようにする。残りの母乳は冷蔵保存する。

4 分乳

1 準備

調乳室の扉を閉め、作業台を清拭する。擦式消毒薬で手指消毒し、ビニールエプロン、ビニール手袋、マスクを着用する。解凍では複数の患児の母乳バッグを同時に扱うことが多いため、分乳時に取り違えが起こらないように、1人分の解凍した母乳バッグと哺乳瓶を作業台にのせて分乳作業を行い、1人分の作業が終わったら、新しいビニールエプロン、ビニール手袋を着用し、次の児の作業を行うようにする（表Ⅲ-❹）。

2 氏名などの確認

母乳バッグの母親の氏名と哺乳瓶・シリンジのラベルの患児の氏名をダブルチェックする。分乳時に哺乳瓶・シリンジに他の児の氏名を誤って記入するといった間違えが起こり得るため、哺乳瓶・シリンジのラベルはあらかじめ作成しておき、分乳時にダブルチェックできるようにしておく（表Ⅲ-❹、図Ⅲ-❶）。

同姓患児がいる場合、患児に名前がついていないと取り違えが起こる可能性が高くなるため、同姓患児が入院しているときのマニュアルを用意しておくべきである。一例として、あらかじめ患児の氏名と患児のID、母親の氏名の記載された哺乳瓶・シリンジ用のラベルを作成しておき、分乳の際は、哺乳瓶・シリンジのラベルと母乳バッグの母

表Ⅲ-❹ 分乳時の注意のポイント

感染を予防するために	①調乳室の扉は閉める ③作業台は清拭する ③擦式消毒薬で手指消毒する ④ビニールエプロン、ビニール手袋、マスクを着用する ⑤1人分の作業が終わったら、新しいビニールエプロン、ビニール手袋、マスクを着用し、次の児の作業を行う
取り違えを起こさないために	①母乳バッグの母親の氏名と哺乳瓶・シリンジのラベルの患児の氏名をダブルチェックする ②同姓患児がいる場合、母乳バッグの母親の氏名と哺乳瓶・シリンジのラベルの患児の氏名と母親の氏名をダブルチェックする ③作業台には1人分の母乳バッグと哺乳瓶・シリンジだけしか置かない
母乳の品質を保つために	①解凍したばかりの母乳でない場合、解凍日時を確認する ②母乳が完全に解凍されているかを確認する ③母乳は十分に撹拌してから分乳する

親の氏名をダブルチェックするといった方法がある（表Ⅲ-❺）。

3 分乳作業（図Ⅲ-❸）

解凍した母乳バッグの表面についた水分をタオルで拭き取る。解凍母乳は成分が分離

表 Ⅲ-❺ 同姓患児が入院している場合の対応

両者に名前が ついていない場合	①患児ごとにラベルの色を変え、患児の姓、ID、母親の氏名が記載された哺乳瓶用のラベルを作る ②調乳室の掲示板に患児の姓、ID、母親の氏名を記入掲示する ③分乳時は哺乳瓶にラベルをつけ、ラベルの記載内容と母乳バッグの母親の氏名、掲示板に表示された母親の氏名と患児の姓とIDを見ながらダブルチェックする ④母乳投与前には、患児の姓とIDの両方をダブルチェックする
どちらか一方に 名前がついている場合	特別なラベルは使用せず、分乳時はフルネームでダブルチェックする

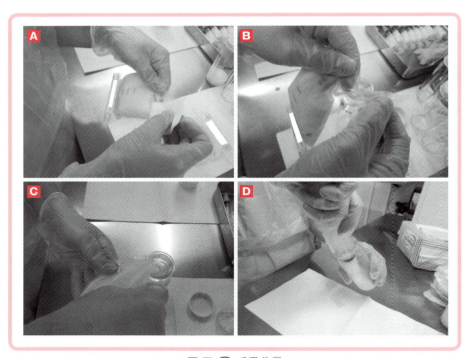

図 Ⅲ-❸ 分乳作業
A：撹拌した後、アルコール綿で母乳バッグの切り口を消毒する。
B：母乳バッグの切り口を開ける。
C：哺乳瓶に解凍した母乳を分注する。
D：経管栄養の児ではいったん、母乳を哺乳瓶に入れてからシリンジに分注する。

> ❗ NICUでは規則正しい時間に授乳をしていますが、退院後は赤ちゃんが欲しがるときに母乳をあげるようお母さんたちに伝えましょう。NICUで行っていることがすべて良いこととは限りません。

していることがあるため、十分に撹拌する。アルコール綿で切り口を消毒した後、開封して分乳する。

分乳後、解凍した母乳は室温に放置せず、すぐに使用しない分は冷蔵庫で保存する。

4 解凍した母乳の保存（表Ⅲ-❹）

分乳後、解凍した母乳が余った場合は、母乳バッグのラベルを貼った哺乳瓶に入れ、ラベルに解凍日時を記入の上、冷蔵庫で保存する。4℃以下の冷蔵で24時間の保存が可能である（表Ⅲ-❶）。いったん冷凍した母乳は細菌の繁殖を抑制する作用が減弱し、解凍した母乳は細菌に汚染されやすいため、解凍した母乳を室温に放置してはならない。なお、安全性が確認されていないため、解凍母乳を再凍結させてはいけない。

一連の流れを図Ⅲ-❹に示す。

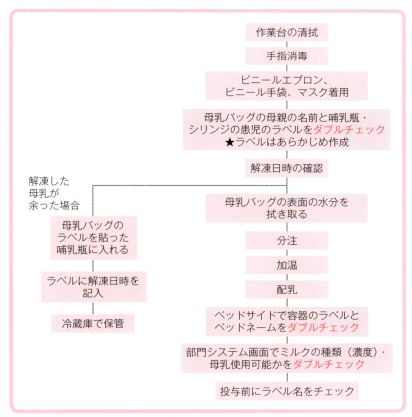

図Ⅲ-❹　母乳の取り扱いフローチャート

5 加温

1 授乳に適した温度

　ヒトにおける授乳の際の適切な母乳の温度については明らかでない。早産児でも室温以上の母乳ならば、体温に影響がないとの報告もある。動物モデルでは、冷たいものを授乳させると壊死性腸炎のリスクが上昇することが報告されており[10, 11]、温めた母乳はストレスを軽減する可能性があるため、壊死性腸炎のリスクのある早産児では、体温まで母乳を温めることが推奨されている。一方、正期産児や年長児では、必ずしも母乳を温める必要はなく、室温、体温の母乳を授乳する、冷蔵庫に入れていたものを加温せず直接授乳する、のいずれもよいとされている。

2 加温の仕方

　湯煎式と乾熱式の2種類の温乳器がある。湯煎式は40℃前後の湯に哺乳瓶など母乳の入った容器を入れることにより、母乳を37℃程度に加温する。乾熱式は母乳を入れた哺乳瓶などを入れた容器内に温風を循環させ、水を使わずに母乳を加温する方法である（図Ⅲ-❺）。5〜6℃から36℃まで数十分で加温できる（表Ⅲ-❻）。

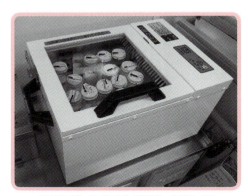

図 Ⅲ-❺ 乾熱式加温器による加温

表 Ⅲ-❻ 乾熱式温乳器の加温時間

モード	母乳の量（mL）	加温時間（分）
連続保温	10	15
	20	25
	50	30
	80	37
	100	40
	200	50
早期加温	100	20
	200	35

連続保温：取り出しと投入を繰り返して使用
早期加温：100〜200mLを短時間で加温する場合に使用
加温時間：5〜7℃から36℃に加温するのに要する時間
（エイシン電機製温風循環式温乳器Mil-Onの場合。同社の説明書より引用）

3 温乳器の感染対策

1 湯煎式温乳器

36〜39℃という微生物の発育至適温度となる温水中で母乳を温めるため、微生物の汚染が生じやすい。そのため、哺乳瓶を温水中に入れる前と取り出した後に清拭し、1日数回、定期的に排水し洗浄するとともに、目視で温水の濁りを認めた場合も同様に排水、洗浄を行う。

2 乾熱式温乳器

現時点で水を使わない乾熱式温乳器の明らかな優位性を示す報告はないが、温水の補給、排水の手間がなく、乾燥しているため細菌による汚染を起こしにくい可能性がある。日常清掃として、1日1回、仕切りとすのこを洗浄し、庫内、蓋の内側、外装を清拭する（表Ⅲ-❼）。

しかし、乾熱式温乳器でも日常清掃だけでは微小な付着物が残り、汚染の原因となる可能性がある。厚生労働省の大量調理施設衛生管理マニュアルには器具類は80℃で5分以上の殺菌処理を実施することが明記されている[12]。乾熱式温乳器には殺菌運転のモードがついており、庫内を85℃に5分間維持するように運転することができる。また、殺菌運転終了後、最低5分間程度、蓋を閉めたままにしておくことにより、庫内温度を10分間、80℃以上に保つことができる可能性があるため、通常は殺菌運転終了後1時間蓋

! 働くお母さんが増えていますが、お母さんが働きに出ると、母乳を飲めなくなってしまう赤ちゃんが少なくありません。職場や保育園での母乳育児支援をもっと進めることが必要です。

表 Ⅲ-❼ 乾熱式温乳器の清掃（エイシン電機製温風循環式温乳器Mil-Onの場合）

日常清掃	①運転スイッチをOFFにする ②強制循環ファン停止後、安全のために電源プラグを抜く（強制循環ファンは約1分間動作後停止するため、その間は電源プラグを抜かない） ③手洗いまたは手指消毒後、ビニールエプロンと未滅菌手袋を装着する ④温乳庫内にある母乳・ミルクを取り出す ⑤仕切りとすのこを取り出し、原則として配膳室または調乳室の流しで、中性洗剤をつけたディスポスポンジで洗浄し、水分をペーパータオルまたはサルバタオルで拭き取る。その後、清掃用クロスで清拭後、ペーパータオルまたはサルバタオルで乾拭きする ⑥庫内・蓋内側・外装は、清掃用クロスで清拭後、ペーパータオルまたはサルバタオルで乾拭きする ⑦仕切り・すのこを庫内へ戻し、蓋を閉める ⑧ビニールエプロン・未滅菌手袋を外し、手洗いまたは手指消毒を実施する ⑨電源プラグを入れ、通電ランプが点灯することを確認する ⑩手指消毒後、自動ONスイッチを押し、自動ランプが点灯することを確認する（自動ONスイッチが運転開始スイッチとなっている） ⑪無印スイッチを押し、保温温度が設定温度であることを確認する ⑫自動ONスイッチを3秒間押し、自動ランプが消灯し、保温ランプが点灯することを確認する
殺菌運転	①日常清掃の①〜⑨を実施し、仕切り・すのこが入っていること、母乳・ミルクが入っていないことを確認する ②無印スイッチを約8秒間長押しする。通電ランプと自動ランプが点灯し、自動的に設定温度が85℃まで上昇する ③温度表示が85℃に達すると、通電ランプと保温ランプが点滅し、85℃を5分間維持して殺菌運転が実施される ④殺菌運転終了後は、保温ランプが消え、温度表示も消えた状態で、強制循環ファンが温乳器内の冷却のため約1分間作動後停止する（殺菌運転後早急に温乳器を使用したい場合は、殺菌運転終了後、最低5分間はそのままとし、その後、蓋を開けて庫内温度が40℃まで下がってから蓋を閉めて、庫内温度が40℃台に下がっていることを確認後、連続保存運転を実施する） ⑤約1時間後、自動ONスイッチを押し、自動ランプが点灯したことを確認する ⑥無印スイッチを押して、保温設定温度が40℃であることを確認する ⑦庫内温度を確認し、40℃台であれば、自動ONスイッチを3秒間長押しし、自動ランプが消え、本ランプが点灯したことを確認する。連続保温開始される（庫内温度が50℃以上の場合は、庫内温度が40℃台に下がるまで待つ）

を閉めたままとし、早急に使用したい場合も5分程度は蓋を開けないようにする。殺菌運転の頻度に関する推奨はないが、当院では週に1回行っている。

　湯煎式と乾熱式の温乳器の比較を**表 Ⅲ-❽**に示す。

4　加温の際の注意

1　電子レンジでの加温

　電子レンジは母乳の加温に使用してはいけない。電子レンジを使用した場合、部分的に熱くなる可能性があり、児の熱傷を引き起こす原因となる。また、IgAや他の抗感染

表 III-⑧ 温乳器の比較

	湯煎式温乳器	乾熱式温乳器
細菌汚染のリスク	↑	↓
清掃・消毒の簡便さ	↓	↑
容器へのラベリング	輪ゴムなどで札をかける必要あり	貼り付けが容易
シリンジに入ったままの母乳の加温	不可	可
ランニングコスト	水道＋電気代	電気代

症因子が他の加温法と比べて破壊されやすい。プラスチック製容器やプラスチック処理された容器による化学的な汚染が生じることも懸念されている。

2 熱湯での加温

同様に熱湯を用いた加温では、感染防御因子が破壊される可能性が高く、体温以上に加温されると熱傷を引き起こす危険性があるため、避けるべきである。

3 加温した母乳の保管

加温後はNICU入院児やハイリスク児では、母乳添加物で強化していない場合は4℃以下の冷蔵で4時間まで保存が可能だが、それ以外は原則として加温した直後のみの使用とする（表III-❶）。時間注入や持続注入の場合は4時間以内に使い切るようにする。

6 配乳

1 ベッドサイドでの確認

加温した母乳を患者のベッドサイドへ持っていき、取り違えのないように、複数のスタッフによる確認やバーコードによる認証システムの利用など投薬時と同様の確認作業を行う。

患児の母親の母乳であるかを確認するとともに、母乳か人工乳か、ミルクアレルギーや代謝異常用の特殊ミルクかといった授乳内容、授乳量、母乳添加用粉末、MCTオイルなどの母乳への添加物の種類と量などについても確認する（p.207「取り違え防止チェックシート」参照）。確認手順の一例を表III-❾に示した。

同姓の患児がいて、両者に名前がついていない場合は、哺乳瓶・シリンジに患児の姓

表 Ⅲ-❾ 配乳時のベッドサイドでの母乳の確認手順

	実施者	確認者
①	温乳器から哺乳瓶の蓋またはシリンジに貼ってある患児名の入った容器のラベルを確認して母乳・ミルクを取り出す	
②	患児のベッドサイドで母乳・ミルク確認を確認者に依頼し、容器のラベルを提示する	確認を依頼されたら、患児のベッドサイドで容器のラベルを見て声を出して指さし確認をする
③	ベッドネームを声を出して指さし確認する	実施者がベッドネームを指さし確認時、ラベルとダブルチェックする
④	部門システムの画面上で母乳・ミルク指示画面を開き、ミルクの種類（濃度）と母乳使用可能であることを確認する	部門システムの画面上で、ミルクの種類（濃度）、母乳使用可能であることを確認する
⑤	患児にミルクを与える直前もう一度ラベルの名前を確認する	

とIDの両方が記入されたラベルを付け、ベッドサイドでは患児の姓とIDの両方をダブルチェックする（表Ⅲ-❺）。

　一人で配乳作業を行うと、思い込みにより、温乳器から他の児の母乳を取り出してしまうことがあるため、必ず、2名のスタッフで温乳器から取り出した母乳が患児のものであることを確認することが必要である。また、思い込みにより母乳を与えるべき患児と他の児を取り違う可能性もあるため、ベッドサイドでの確認作業を行うことも重要である。

❷ 確認作業に関する監査

　配乳時のベッドサイドでの確認作業が、正しく行われているかを定期的に確認することが必要である。監査の際に使用する確認表の例を表Ⅲ-❿に示した。

　霊長類の専門家によると、ゴリラの授乳期間は3年、チンパンジーは5年、オランウータンは7年とされています。同じ霊長類であるヒトの本当の授乳期間はどれくらいなのでしょうか？

表 Ⅲ-❿ 母乳・ミルク確認のための監査項目

	項　目	自己 はい	自己 いいえ	他者 はい	他者 いいえ
1	①母乳からの感染のリスクがあることを理解している 　→チェックしなければいけない感染チェック項目を言える ②母乳間違いはレベル2以上の事故だということを認識している 　（アレルギーがある児、感染チェック項目に該当する母乳を飲ませてしまった時はレベル3） 　→事故直後の対応（処置・報告の手順）、初期対応（家族への連絡・説明・謝罪）、その後の定期的な採血の流れを言える				
2 【実施者側】 確認してもらう側	①温乳器から名前を確認して母乳・ミルクを取り出し、ベッドサイドで母乳・ミルク確認の依頼ができている				
	②当該患者のベッドサイドで、確認者に容器のラベルを提示している				
	③確認者が容器のラベルの名前を声を出して読み上げた後、実施者はベッドネームを声を出して指さし確認を行っている				
	④部門システムの画面上で母乳・ミルク指示画面を開き、ミルクの種類（濃度）と母乳使用可能であることを確認している				
	⑤実施者は、患児に母乳・ミルクを与える直前もう一度ラベルの名前を確認している				
3 【確認者側】 確認する側	①確認を依頼されたら、患児のベッドサイドで哺乳瓶（蓋）またはシリンジに貼ってある患児名の入ったラベルを見て声を出して指さし確認している				
	②実施者がベッドネームを指さし確認時、ラベルとダブルチェックできている				
	③部門システムの画面上で、ミルクの種類（濃度）、母乳使用可能であることを確認している				

7 母乳誤投与時の対応

1 初期の対応

母乳の取り違えは、常に起こり得る事故として予防策をたてるとともに、取り違えが起こったときの対応についてもあらかじめ考えておく必要がある。誤投与が起こった場合の対応策を表Ⅲ-⑪に示した（保護者への説明書の一例はp.208-209「誤投与時の説明書」を参照）。

原則として、院内の医療事故が起こった際の対応策に則って対応し、取り違えて他の母親の母乳を誤投与された患児の保護者と誤投与した母乳の母親（ドナー）に誤投与が起こったことを知らせ謝罪するとともに、誤投与が発生したことによって起こり得る問

表Ⅲ-⑪ 母乳誤投与時の対応

看護師	①注入・経口にかかわらず、直ちに胃吸引する ②投与された母乳が新鮮母乳・冷凍母乳か、母乳提供者、投与された患者名をチェックする ③直ちに主治医（当直医）、看護師長（代行者・当直師長）に報告する ④ゼネラルリスクマネージャーに報告する ⑤看護師長（代行者）は、主治医（当直医）と共に、事故後24時間以内に双方の家族に謝罪する ⑥誤投与の事実関係を文書化する	
医師	①主治医（当直医）は、直ちにドナーの母体情報（HBV、HCV、HTLV-1、HIV）をチェックする ②両方の家族に電話をし、事故の内容を伝え、来棟の予定を確認する（夜間の場合は、翌日の昼間行う） ③ドナーの感染チェックで未検のものがあれば、本人の同意を得て検査確認を申し出る。新鮮母乳を投与した場合はドナーおよび誤投与された児の母親のCMV抗体を確認する。冷凍母乳を投与した場合も、CMVの感染リスクは低いが、ドナーのCMV抗体について検査することが望ましい。可能ならば、誤投与された児のCMV IgG、IgM抗体、PCRで尿中CMV DNAを検査する ④誤投与された児への家族への話は、事故後24時間以内に主治医が、看護師長（または、代行者）とゼネラルリスクマネージャーと一緒に行う	
説明内容	①感染スクリーニング済みで、陰性の場合	輸血検査時にする感染チェックは陰性であり、感染のリスクは極めて少ない
	②ドナーがCMV抗体陽性もしくは不明の場合	投与された児がCMV抗体陰性もしくは早産児の場合、リスクは低いが、CMV感染の可能性があるので注意して観察していく

HBV：B型肝炎ウイルス、HCV：C型肝炎ウイルス、HTLV-1：ヒトT細胞白血病ウイルス1型、HIV：ヒト免疫不全ウイルス、CMV：サイトメガロウイルス

題と、今後の対応について説明する。

2 母乳の誤投与による感染のリスク

　母乳中には種々の細菌やウイルスが含まれている可能性があり、母乳の誤投与によって最も問題となるのは母乳を介しての感染である。母乳中に含まれる可能性のあるウイルスとしてはヒト免疫不全ウイルス（HIV）、サイトメガロウイルス（CMV）、B型肝炎ウイルス（HBV）、C型肝炎ウイルス（HCV）、ヒトT細胞白血病ウイルス（HTLV-1）、単純ヘルペスウイルス、風疹ウイルスなどがある。このうち、母乳を介しての感染が懸

母乳誤投与が起こってしまったら

医師「このたびは赤ちゃんにほかのお母さんの母乳を誤ってあげてしまい、誠に申し訳ありません」

母親「病院をとても信頼していたのに、なぜ、このようなことが起こってしまったのでしょうか？」

看護師「お母さんの信頼にお応えすることができず、大変申し訳なく思っています。当院では赤ちゃんに母乳を飲ませる前に、間違えがないように看護師2名で赤ちゃんの名前と誰の母乳かを確認することになっていますが、体の大きさも同じくらいで、よく似た名前の赤ちゃんがいたため、2人とも名前を確認する際に間違えたことに気付かなかったようです」

母親「これから同じことが起こらないか心配です」

看護師「お母さんの心配もごもっともです。マニュアルを見直し、名前だけでなく患者番号なども一緒に確認するなど、対策を早急に講じます。対策が決まり次第、ご報告いたします」

母親「ほかのお母さんの母乳を飲んでしまったことで、何か病気がうつったり、よくないことが起こることはないのでしょうか」

医師「母乳でうつることが問題となるのは、ヒト成人T細胞白血病ウイルス、ヒト免疫不全ウイルスですが、うつるのはウイルスを含む母乳を長期間飲んだ場合です。間違えて飲ませてしまった母乳のお母さんについて診療録で調べたところ、これらのウイルスや輸血の時に問題になるB型肝炎ウイルス、C型肝炎ウイルスについて問題はありませんでした。もし、ご希望があれば、一定期間、定期的にこれらのウイルスについて検査していきます。心配なことがありましたら、いつでもお申し出ください」

かつての栄養指導の影響か、1歳を過ぎると母乳をやめてしまうのをよく目にします。母乳は、本人が欲しがる間はいつまで飲んでいても構わないことを、当たり前のことにしたいですね。

念されるウイルスは、HIV、HTLV-1、HBV、HCV、CMVである。

　HBV、HCVについては、HBs抗原陽性の母親が授乳しても児の感染率は上昇せず、C型肝炎の母子感染は母乳栄養と人工栄養で有意差がないとされている[13]。HTLV-1は冷凍母乳では感染性が失われる。新鮮母乳でも母乳を介して感染するのは日常的に母乳を飲んでいる場合だけであり、誤投与によりこれらのウイルスに感染することはほとんどない。HIVも数回の哺乳で感染を起こしたとの報告はない。CMVに関しては、新鮮母乳を投与した場合、誤投与された患児の母親がCMV抗体陰性のときに、感染が問題となることがある。冷凍母乳ではCMVの感染性は低下する。早産児では正期産児よりも、CMV感染症は経母乳感染でも症候化しやすいとされている[14]。

3　感染症に関する確認と説明

　診療録などでドナーのHTLV-1、HBV、HCV感染の有無について確認する。上記のもので未検のものがあれば、本人の同意を得て検査を行う。

　新鮮母乳を投与した場合は、ドナーおよび誤投与を受けた児の母親のCMV抗体についても確認し、未検の場合、本人の同意が得られたら検査する。

　誤投与を受けた児の保護者に対しては、ドナーのHIV、HTLV-1、HBV、HCV感染に関する検査がいずれも陰性だった場合、誤投与した母乳がいったん凍結させた母乳もしくは新鮮母乳でも、ドナーのCMV抗体が陰性ならば、母乳を介した感染が起こる可能性は極めて低いことについて誤投与を受けた児の保護者に説明する。

　誤投与を受けた児の保護者から希望があれば、HIV、HTLV-1、HBV、HCV感染について定期的に検査する。

　ドナーの検査で新たに異常が判明した場合、ドナーに検査結果を説明するとともに適切な助言を行う。

4　感染症に関するドナーの検査が陽性／不明の場合

1　B型肝炎ウイルス

　ドナーがHBVのキャリアであった場合、保護者に説明の上、希望があれば、抗HBVガンマグロブリン、HBVワクチンを投与し、B型肝炎の感染の有無について経過観察する。

2　サイトメガロウイルス

　ドナーがCMV抗体陽性もしくは不明で、誤投与されたのが、母親がCMV抗体陰性の

出生した時の成熟度や生活様式などの違いによって、動物の種類ごとに母乳の成分は異なります。ヒトの母乳がヒトの赤ちゃんに最も適した栄養であるのは、長いヒトの進化の過程で獲得したものだからでしょう。

患児もしくは早産児の場合、CMV感染症の発症に注意して経過観察する。可能ならば、患児の血清CMV IgG、IgM抗体、PCRで尿中CMV DNAを検査し、誤投与が起こった時点でのCMV感染の有無を確認する。

3 HTLV-1

誤投与された児の保護者に説明し、希望があれば3歳時にHTLV-1抗体などについて検査する。

4 HIV

ドナーがHIV抗体陽性の場合、誤投与された児の保護者に説明し、希望があれば、抗HIV薬を投与し、HIV抗体などについて経過観察する。ドナーのHIV抗体が不明の場合は、誤投与された児の保護者に説明し、希望があれば、HIV抗体などについて経過観察する。

5 対策の立案

誤投与が起きたときの事実関係を確認し、手順の見直しなどを行い、改善すべき点を取り込んだマニュアルを作成する。

参考文献

1) Jones F. Best Practice for Expressing, Storing and Handling Human Milk in Hospitals, Homes, and Child Care Settings. 3rd ed. Fort Worth, Human Milk Banking Association of North America, 2011.
2) Hamosh M. Ellis LA. Pollock DR. et al. Breastfeeding and the working mother : effect of time and temperature of short-term storage on proteolysis, lipolysis, and bacterial growth in milk. Pediatrics. 97(4), 1996, 492-8.
3) Pittard WB 3rd. Anderson DM. Cerutti ER. et al. Bacteriostatic qualities of human milk. J Pediatr. 107(2), 1985, 240-3
4) Pardou A. Serruys E. Mascart-Lemone F. et al. Human milk banking : influence of storage processes and bacterial contamination on some milk constituents. Biol Neonate. 65(5), 1994, 302-9.
5) Slutzah M. Codipilly CN. Potak D. et al. Refrigerator storage of expressed human milk in the neonatal intensive care unit. J Pediatr. 156(1), 2010, 26-8.
6) Cohen R, et al. Bacterial culture results of thawed banked human milk after extended time period. AAP Neonatal Conference 2006.
7) Telang S. Berseth CL. Ferguson PW. Fortifying fresh human milk with commercial powdered human milk fortifiers does not affect bacterial growth during 6 hours at room temperature. J Am Diet Assoc. 105(10), 2005, 1567-72.
8) Chan GM. Effects of powdered human milk fortifiers on the antibacterial actions of human milk. J

Perinatol. 23(8), 2003, 620-3.
9) Takahashi K. Mizuno K. Itabashi K. The freeze-thaw process and long intervals after fortification denature human milk fat globules. Am J Perinatol. 29(4), 2012, 283-8.
10) Halpern MD. Holubec H. Dominguez JA. et al. Up-regulation of IL-18 and IL-12 in the ileum of neonatal rats with necrotizing enterocolitis. Pediatr Res. 51(6), 2002, 733-9.
11) Semb BK. Gastric cooling and regional gastric mucosal flow in anesthetized animals. Scan J Gastroenterol. 15(8), 1980, 1021-5.
12) 厚生労働省．大量調理施設衛生管理マニュアル．最終改正：平成25年10月22日付け食安発1022第10号．http://www.n-bento.or.jp/pdf/manual_kai.pdf
13) 水野克己．母乳　育児　感染：赤ちゃんとお母さんのために．東京，南山堂，2008，152p.
14) Riordan J. "Viruses and breastfeeing". Breastfeeding and Human Lactaion. 4th ed. Riordan, J. et al. eds. Boston, Jones and Bartlett Publishers, 2010, 197-211.

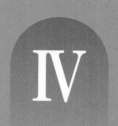

IV

ビジュアル理解！
搾乳・授乳の支援と実際

昭和大学医学部小児科研究生、助産師
水野紀子
Mizuno Noriko

昭和大学江東豊洲病院小児内科教授
国際認定ラクテーション・コンサルタント（IBCLC）
水野克己
Mizuno Katsumi

1 超早期授乳

1 最初の2週間がカギ

　早産児を出産した母親は、早産であることや、早産に至った合併症によって、産後すぐから母乳を得るのが難しいことも多い。乳汁生成Ⅱ期への移行も遅れるという報告もある[1]。乳汁生成Ⅰ期が少し長くなるということは、この時期に分泌される乳汁（初乳）が得られる期間も長くなるということである。つまり、感染症や酸素毒性から未熟な状態で出生した児を守ってくれる物質（抗感染因子、抗酸化物質、成長因子など）を与えるチャンスが増えるのである。また、この時期はminimal enteral feedingやtrophic feeding, gut primingなどいわれるように、少量の初乳を未熟な腸管に入れることで「ならし」をしながら成熟していくことが重要である。

　このように書くと、産後すぐから頑張って搾乳しなくてもよいのかと思われるかもしれないが、もちろんそんなことはない。この時期から積極的に母乳を乳腺腔から出し切ることが、後々の母乳育児につながっていく。そして、産後の2週間こそがその後の母乳育児の成功に最も大切な時期でもある。この2週間は、母乳産生を刺激するために重要な期間であるため、早産の母親をサポートしていただきたい。表Ⅳ-❶にNeo-BFHI（新生児病棟で母乳育児が成功するための3つの原則と10カ条）を紹介する[2]。

2 超早期授乳

　超早期授乳の利点と実際は本書の第Ⅰ章と第Ⅱ章に記載されているので、それを参照いただきたい。ここでは、超早期授乳を現実的に行うための実践について説明する。

> **搾乳が遅れた場合、どのように伝えたらよい？**
>
> 　産後早期から搾乳ができなかった場合に大切なことは、「頻回の搾乳」である。図Ⅳ-❹（p.83）に示したように、産後48時間から搾乳を始めた場合でも、「2～3時間ごとに・1日7回以上」搾乳することで、搾母乳量がアップすることがわかる。母親に、過ぎたこと・できなかったことを話すのではなく、これからできることを根拠と共に伝え、前向きな気持ちで搾乳ができるように心身共に支援していきたい。

【産後、最初の2週間にスタートダッシュを切るために】
スタートダッシュ①入念な準備体操：早産リスクが高く入院した女性に、NICUスタッフ、新生児科医がNICU

表Ⅳ-❶ NEO-BFHI：新生児病棟で母乳育児が成功するための3つの原則と10カ条

原則1	スタッフは個々の母親とその状況に注目すること
原則2	施設は環境に配慮された家族中心のケアを提供すること
原則3	保健医療システムは産前、出産、産後ケア、および退院後ケアを継続して行えるようにすること
第1条	母乳育児についての基本方針を文書にし、関係する全ての保健医療スタッフに周知徹底しましょう
第2条	この方針を実践するのに必要な知識と技能を、全ての関係する保健医療スタッフにトレーニングしましょう
第3条	早産児または病的新生児を出産するかもしれない妊娠中の全ての女性に母乳分泌の確立・維持方法と母乳育児の利点について情報提供しましょう
第4条	産後早期からその後長期にわたって制限なく母親と赤ちゃんの肌と肌の接触（カンガルー・マザー・ケア）が、正当な理由のある場合以外は制限なくできるよう勧めましょう
第5条	母親に母乳分泌の確立と維持の方法を教え、赤ちゃんの状態が安定していることだけを唯一の基準として早期からの直接授乳を確立させましょう
第6条	医学的に必要でない限り、赤ちゃんには母乳以外の栄養や水分を与えないようにしましょう
第7条	母親と赤ちゃんが24時間一緒にいられるようにしましょう
第8条	赤ちゃんが欲しがるときに欲しがるだけの授乳を勧めましょう。早産児と病的新生児には、必要に応じて準自律授乳を移行の過程として勧めましょう
第9条	少なくとも直接授乳が確立するまでは人工乳首以外の方法を用い、おしゃぶりやニップルシールドは正当な理由がある場合のみ使用するようにしましょう
第10条	両親が母乳育児を継続できるように支援し、退院後利用できる母乳育児を支援するサービスやグループについて紹介しましょう

（文献2より引用）

プレネイタルビジット（出産前訪問）のススメ

　母親に産後1時間から搾乳を行ってもらうためには、出産前からの母親や家族への動機付けが大変重要である。妊娠中にNICUのスタッフ（医師や看護師、臨床心理士など）から母乳育児について説明を受けることは、退院後の母乳育児期間によい影響を与える。

　新生児搬送の場合は、事前に母親の入院施設のスタッフにも早期の搾乳の意義を伝えておくとよいだろう。児の状態が許せば、児に触れてもらったり、抱っこをしてもらったりしたい。搾母乳を得るためだと考えると、母親もスタッフもプレッシャーになるかもしれない。「赤ちゃんがそばにいるように、早期から頻回に、乳房に刺激を与えると母乳が出やすくなるといわれています。産後早期から乳房に刺激を与えてみませんか」。このように伝えてみてはいかがだろうか。

の様子や治療について分かりやすく説明します。車椅子でもよいので、医師が押してNICUを紹介します。これからの良い関係を築く第一歩と捉えましょう。この良い信頼関係が2週間のスタートダッシュの力となります。

超早期授乳において児に注入するものには以下がある。

①児の母親の母乳（own mother's milk）

②ドナーミルク

③低出生体重児用調整粉乳

④通常の乳児用調整粉乳

⑤糖水

　この中で未熟な腸管を成長させる作用があるのは、母乳（①か②）である。母乳量が多い方が経腸栄養は早く進み、静脈栄養ならびに点滴を中止することができる[3]。次に、超早産児に調整粉乳を与えることになった場合は、低出生体重児用がよいのか、通常のものがよいのかが問題となる。人工乳の蛋白質濃度が児にどのような影響を与えるかについてのコクランレビューの結果を見ると、蛋白質濃度が高い人工乳で育てた方が体重増加は良くなることが示されている。懸念される壊死性腸炎、敗血症、下痢の罹患率については、蛋白質濃度に影響されないとまとめられている[4]。

　なお、糖水はアレルギーを起こすことはないが、蛋白質や脂質が含まれず、栄養という面から考えれば不適切であり、推奨されない。

産科スタッフと連携を密に～搾乳の際の気配り・心配も忘れずに

　新生児搬送などで母親が別の施設に入院している場合、児への面会が数日後ということも少なくない。母親が産後早期から搾乳を開始するためには、母親の入院施設の協力が不可欠である。日頃から合同のカンファレンスを持つなどし、共通の見解の下、搾乳支援を行えるようにしたいものである。他の赤ちゃんの元気な泣き声、正期産の母親が授乳しているそばでの搾乳はつらいもの。母親のプライバシーが守られ、落ち着いて搾乳できる場所を提供したい。手洗いの指導や、座り心地のよい椅子、クッション、電動搾乳器の提供など、個別対応が必要になる。

　早産のリスクが高い場合は、希望があれば妊娠中から搾乳について説明するのもよいだろう。病院水準の電動搾乳器、手動の搾乳器、手搾りの長所・短所を説明しておく。詳しく知りたい人にはビデオで紹介すると理解が得やすいだろう。Neo-BFHI（**表Ⅳ-❶**）の第3条にも、「早産児または病的新生児を出産するかもしれない妊娠中の全ての女性に母乳分泌の確立・維持方法と母乳育児の利点について情報提供しましょう」とある。

　スタートダッシュ②お母さんへの声かけ：お母さんの母乳（初乳）は、未熟な赤ちゃんがかかりやすい病気から赤ちゃんを守ってくれる魔法のくすりです。早く点滴も取れますし、早くお家にも帰れます。赤ちゃんのつらい思い、痛い思いを減らしてくれるのです。赤ちゃんは早くお母さんのおっぱいがほしいと思っています。お母

2 おさえておきたい搾乳の基本

　母子分離の場合、1日8回搾乳していても、産後4週くらいから母乳産生量が減ってくるといわれている。搾乳が長期間に及ぶこともあるが、直接授乳ができるようになるまで乳汁産生量を維持しておくことが大切である。生後2週目までに500mL/日を目標にするとよいだろう。母親と児、そしてその家族環境にあったオーダーメイドの搾乳計画を目指す。

1 初乳の時期の搾乳計画[5]

- 遅くとも6時間以内に搾乳を開始する。授乳しなければ、プロラクチン濃度は分娩後7日までに非妊時のレベルまで低下する（図Ⅳ-❶）[6〜8]。
- できれば、出産後1（〜3）時間以内から搾乳を勧める（図Ⅳ-❷）[9]。
- 痛みを伴わない、頻回の搾乳を行う。
- 24時間に8〜11回を目標とする（これが可能となるよう、処置の時間をずらしたり面会者へ気配りすることも私たちの仕事である）。
- 産後48時間は手による搾乳の方が電動搾乳器を使った搾乳より搾乳量が多い（図Ⅳ-❸）[10]。

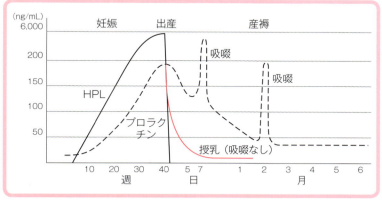

図 Ⅳ-❶ 妊娠中〜出生後の血中ヒト胎盤性ラクトーゲンとプロラクチンの変化（文献6〜8より引用）

　・プロラクチンの濃度は、分娩後授乳しなければ、分娩後7日までに妊娠していないときのレベルまで低下する。
　・授乳できない場合は、分娩後できるだけ早期より搾乳する必要がある。

さんにはこのように声をかけるのはどうでしょうか？「産後、お母さんも落ち着かないでしょうが、私たち、NICUスタッフ、産科の助産師さんと一緒に母乳を搾ってみませんか？ 出産後、できるだけ早くおっぱいを搾り始めた方が、早く、たくさんおっぱいが作られるようになって、のちのち困らないようですよ」。

- 搾乳器を使用中も、手による搾乳を追加する（15分間、電動搾乳器を用いた後に、助産師による用手搾乳を行う。母親の入院中はここまでやってもよいでしょう）。

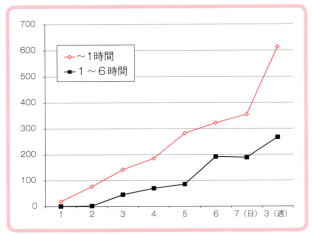

図Ⅳ-❷ 産後1時間以内から搾乳した場合の搾乳量
（文献9より引用）

・極低出生体重児の母親が産後1時間以内から搾乳すると、搾乳量は正期産の母親なみに増加する。
・乳汁生成Ⅱ期への移行も早まる。

同じグループからの報告では、産後3時間以内でも同様の効果が得られるようである。「1時間以内に搾乳!?」という母親でも、3時間以内なら、「スタッフも手伝います」と声をかけておけば受け入れやすいだろう。

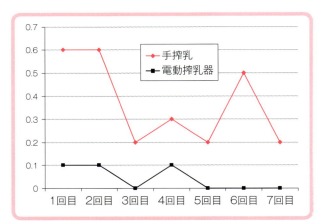

図Ⅳ-❸ 産後2日間の搾乳方法の検討（手による搾乳vs電動搾乳器）（文献10より引用）

産後6時間～48時間、手による搾乳と電動搾乳器による搾乳とを3時間ごと交互に行った場合の日本のデータ。

スタートダッシュ③スタートダッシュ中の心の栄養ドリンク：赤ちゃんは家族の一員としての最初の一歩を踏み出します。NICU入院中も、お母さんにできることはたくさんあること、赤ちゃんがお母さんにやってもらいたいこともたくさんあることを説明します（NICUの中でも主役はお母さんと赤ちゃんであることを忘れずに）。

- 搾乳量を制限せず、児の注入量以上に残乳感がなくなるまで搾乳する。

2 日齢4以降、2週までの搾乳計画

- 母親が快適だと感じる搾乳方法で1日7回以上搾乳する（図Ⅳ-❹）。
- 電動搾乳器を使用する際は、左右同時（ダブルポンプ）で、かつ搾乳中に乳房圧迫を行う（図Ⅳ-❺）。

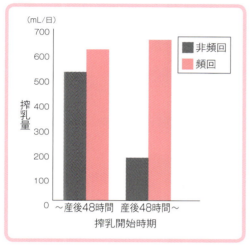

図 Ⅳ-❹ 授乳開始時期・頻度と搾乳量の検討

産後48時間以上たってから搾乳を開始した場合も、頻回（6.25回／日以上）搾乳の群は、搾乳量の増加を認めている。頻回：6.25回／日以上、非頻回：6.25回／日以下、産後2～5週の母乳量を測定。

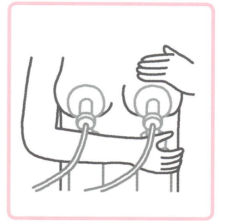

図 Ⅳ-❺ ダブルポンプ＋乳房圧迫

初回注入は母親の手で

初めて赤ちゃんに与える母乳を、母親自身が注入することも重要である（図Ⅳ-❻）。母親に大きな自信をもたらし、搾乳を続ける動機付けとなるだろう。両親や家族は面会者ではなく、児にとって親であり養育者であることを私たち医療者は忘れてはならない。

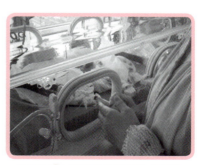

図 Ⅳ-❻ 母親による初乳の注入

日齢1、430ｇで出生した児に母親が初めて母乳を与えている。

 スタートダッシュ④母乳綿棒：お母さんには、最も敏感な赤ちゃんのお口に触れてほしいですね。少しにじんだ母乳（初乳）を綿棒でぬぐって頬の内側にやさしく付けてあげます。これは赤ちゃんの免疫力を高めることになります。

- 射乳反射が収まってから、さらに1分、ポタポタと乳汁が出なくなるまで搾乳を行う。
- 片方の乳房で、少なくとも15分搾乳を行う。
- オートクリン・コントロールの時期（分娩後9日目以降）は、左右それぞれの乳房を残乳感がなくなるまで搾乳する。オートクリン・コントロール（図Ⅳ-❼）とは、乳房の産生能力よりも、乳房がどのくらい「空」になったかが乳汁産生量を決めることを意味する。

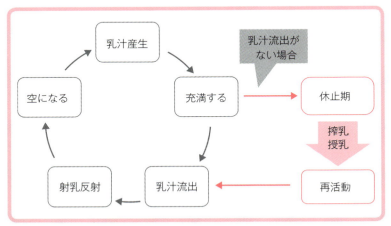

図 Ⅳ-❼ オートクリン・コントロール

乳房内局所で乳汁産生のコントロールを受ける。乳腺腔内が空に近づくほど、母乳産生は刺激される。

母親の退院時に搾乳方法を相談してみよう！（大山、2010より）

■退院時の搾乳量が500mL/日以上の場合
- 児に面会に来る時間を考慮して、1日5〜7回の搾乳を提案する。
- 夜間の搾乳は続ける（夜間の方がプロラクチンの分泌が多い）。

■退院時の搾乳量が500mL/日以下の場合
- 産後14日は8〜10回の搾乳を続ける。
- 1回の搾乳時間を長くするより、搾乳回数を増やす。

直接授乳ができるようになるまでの目標を伝えよう！[12]

- 母乳分泌を良好に保つ。
- 1日500mL以上の搾乳量を保つ。
- 分泌量が少なめなら、母乳分泌量をあらかじめ増やしておく。

♥ スタートダッシュ⑤注入：もちろん胃管から母乳（初乳）を注入するのも、まずはお母さんにやってほしいものです。「元気に大きくなってね」とつぶやきながらシリンジを押すお母さんの気持ちは赤ちゃんに伝わることでしょう。

3 産後2週以降の搾乳計画(少し心がゆるむ時期)

- 1日5回以上、搾乳を行う(図Ⅳ-❽)[11]。
- 睡眠時間は十分にとる(6〜7時間)。
- 残乳感がなくなるまで時間をかける(両側同時で30分以内)。
- 搾れなくなったら搾乳を中止してよい。
- 搾乳前にリラックスできるように工夫する(④「搾乳中に射乳反射を起こしやすくする方法」参照)。
- 時間ごとの搾乳ではなく、生活のリズムに搾乳時間を組み込む。
- 搾乳方法は母親が快適なものを選択する。

4 搾乳中に射乳反射を起こしやすくする方法

射乳反射を起こすオキシトシンは、視覚・聴覚・嗅覚刺激にも反応する。せっかく作られた乳汁も、射乳反射が起こらなければうまく出すことができない。母親がリラックスしやすい方法を探してもらう。

1) NICUでは

- NICUにいるときは児のそばで搾乳する。
- 温かいお湯で濡らしたタオルを、搾乳する数分前に乳房にあてがう。
- 搾乳の前や搾乳中に乳房をマッサージする(図Ⅳ-❾)。
- リラックスできるよう環境を整える(スクリーンなどでプライバシーを保つ、座り心地のよい椅子を用意するなど)。

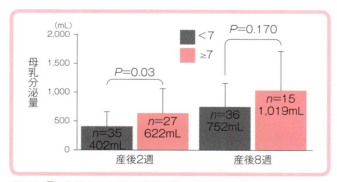

図 Ⅳ-❽ 産後2・8週の搾乳回数と母乳分泌量(文献11より引用)

産後2週の時点では1日7回以上搾乳する方が、7回未満より搾乳量は多い。
産後8週になると7回以上と7回未満の間に有意差はなくなる。

♥ スタートダッシュ①〜⑤と繰り返して、お母さんとの関係を深めましょう。お母さんが、「二人三脚で母乳育児をやっていこう!」思えるように!

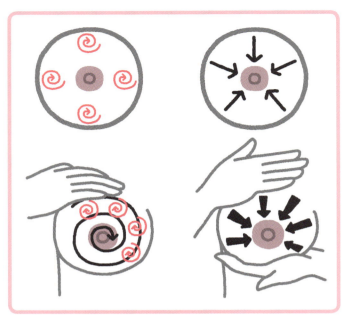

図 Ⅳ-❾ 母親自身が行うセルフマッサージ

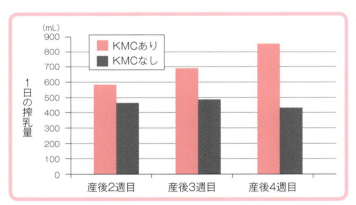

図 Ⅳ-❿ 産後4週以内にカンガルー・マザー・ケアを開始することによる搾乳量の増加（文献13より引用）

平均在胎週数：27.7週、出生体重1,129g　KMC：カンガルー・マザー・ケア

- カンガルー・マザー・ケア（KMC）を導入する（図Ⅳ-❿）[13]。
- 面会時間を延長する。

2　自宅では

- 児の写真を見たり、児の衣類の匂いを嗅いだりしてみる。
- ストレスを和らげるために、リラックスできることを工夫する（カフェインレスの温

赤ちゃんの病状によっては、お母さんの心が折れそうになることもあるでしょう。そんな時も、妊娠中から二人三脚で歩んできた「あなた」が寄り添ってくれることで、前を向いて進めるのです。

かい飲み物、お気に入りの音楽、香りなど）。
- 搾乳が途中で中断しなくていいような環境を提案する（電話や玄関のチャイムをオフにしてみる）。

5 母乳産生量を増やすために

図Ⅳ-⑪に、昭和大学NICUでの「搾乳量が増えない理由」についての調査結果を示す。搾乳量が減ったときに、母親の話を傾聴し原因を探ることも重要な支援だろう。

以下に母乳産生量を増やすためのいくつかの提案を記載する。
- 搾乳器の種類や搾乳カップが合っているかなど、搾乳方法を確認する。
- 直接授乳が始まっていたら、直接授乳の後に搾乳を行う。
- 授乳の後に搾乳すると、1日当たり124mL乳汁産生が増加する[14)]。
- 母乳分泌不足の際は、搾乳して乳腺房内を「空」に近づけることで、乳汁産生が刺激

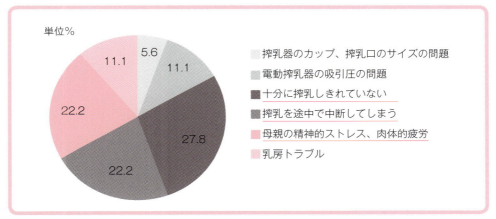

図Ⅳ-⑪ 搾乳量が思うように増えない理由（昭和大学病院NICUにおける調査）

非栄養的吸啜のススメ

非栄養的吸啜（non-nutritive sucking）は、乳汁移行を伴わない吸啜のことを指す。非栄養的吸啜を行うことで、低出生体重児の経口哺乳を促す効果があることがわかっている。不必要なおしゃぶりの使用は直接授乳を阻害する可能性もあるので注意が必要である。カンガルー・マザー・ケア中に搾乳後の乳房を吸啜することは、単に非栄養的吸啜というよりも哺乳の準備として最適である。安全に配慮しながら、積極的に進めていきたい。

! 前乳より脂肪分が多い後乳を中心に児に与えるのが後乳栄養法です。実際の注入ではチューブに吸着されて脂肪の8割くらいしか児には届いていません。十分なカロリーを与えるためにも後乳栄養法は有効です。ビタミンA・E・D・Kといった脂溶性ビタミンや、DHAやEPAなどの脳や網膜をつくる脂肪酸も含まれています。

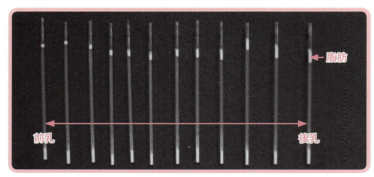

図 Ⅳ-⑫ クリマトクリットの比較（母乳を遠心したもの、前乳と後乳）

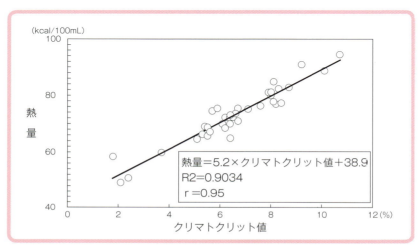

図 Ⅳ-⑬ クリマトクリット値と熱量の相関（文献17より引用）

される。

- 乳腺房内が「空」に近づくと、母乳中の脂肪の量が増え、脂溶性ビタミンの豊富な母乳を児に与えることができる。図 Ⅳ-⑫に前乳と後のクリマトクリットの比較を示す。
- 早産児を出産した母親にリラクゼーションテープを聞いてもらう[15]。産後2週目に1回搾乳量を比較すると、テープを聞いていた母親（平均90.1mL）の方がコントロール（平均55.4mL）より有意に多かった。
- 早産児を出産した母親に搾乳前に乳房のマッサージを行うことで搾乳量が増加した。左右同時の搾乳と乳房のマッサージが最も効果的であった[16]。
- カンガルー・マザー・ケア中に搾乳後の乳房をふくんでもらう。
- 自宅での生活リズムに搾乳を組み込めるように、時間の調整を提案してみる（朝、20分ほど早く起きて、家事の前に搾乳してみるなど）。

母乳のカロリーは前乳と後乳とで大きく違います。クリマトクリットを調べるとカロリーが計算できるので、ぜひ使ってください（図 Ⅳ-⑬）[17]。具体的には、母乳バッグに残った母乳を毛細管に吸い取り、ビルメーター用の遠心機で5分遠心し、上にある脂肪の層が全体の何％を占めるか定規で測ればよいです。

3 搾乳の準備

1 母乳は無菌ではない

母乳は無菌ではないが、混在している細菌の多くは皮膚常在菌である。細菌がいることが悪いわけではないが、菌数は少ない方がよいだろう。また、児にとって有害な菌が母乳に混じることがないように清潔操作は重要になる。

母親に伝えたいことを以下にまとめる。

- 母乳は無菌ではない。
- 母乳には無数の抗菌物質があり、細菌が増殖しないように働く。
- 搾乳する前に乳房を消毒する必要はない。
- 母親の母乳を与えることにより、児に常在菌が定着しやすくなる。
- 乳頭・乳輪を清浄綿で消毒すると、乳頭にダメージを与えるかもしれない。母親が拭き取りを希望する際は、温かいお湯で浸したコットンで軽く拭いてから搾乳するとよいだろう。この方法は母乳バンクへの提供の際にも推奨されている。
- 搾乳するときに、はじめの数mLを捨てる利点はない（それによって母乳中の細菌が減るという根拠はない）。

2 まずは手洗いから

清潔操作の基本は手洗いである。爪の間、指の付け根、手首などは特に気を付けて洗ってもらう（図Ⅳ-⑭）。母親の健康のためにも、細部まで手洗いを行う習慣をつけてもらいたい。「手洗いは必要、おっぱいの消毒は不要！」である。

> ❗ 超早産の母親にとって、長期間続く搾乳は、日常生活の中で食事回数よりも多い「普通の行為」になります。特別な行為では長続きしません。NICUスタッフがいくつか「普通」に近づけるような提案をしてみるとよいでしょう。ブラジャータイプの搾乳カップ固定ベルトもあり、リラックスしながら搾乳できるようです。

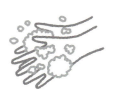 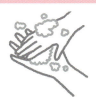 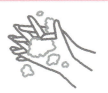 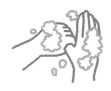

①流水で手指を濡らし、石鹸を付けてよく泡立てる。
②手のひら、手の甲は伸ばすようにこする。
③指を組み、指の間や指の付け根も忘れずに。
④親指は手のひらを使い、ねじり洗いを。

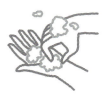 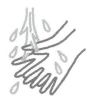 

⑤指先を反対側の手掌に立てて、爪の間、指先を念入りにこする。
⑥反対側の手で手首を握るように包み、肘までしっかり洗う。
⑦石鹸成分を流水でよくすすぐ。
⑧使い捨てのペーパータオルなどでやさしく押すように水分を拭き取る。

図Ⅳ-⑭ 石鹸と流水による手洗いの手順

4 手による搾乳

　手による搾乳の利点は、道具が少ない、低コスト、どこでもできることである。一方、母親の肩こり、手首の痛み、介助がないと効果的に搾乳できないこともあるといったことが欠点でもある。

1 射乳反射を促す方法（図Ⅳ-⑯）

　射乳反射が起こると乳汁の流れが良くなる。搾乳方法を伝える際には、以下の射乳反射を起こしやすい方法も一緒に伝える。
- 搾乳する前に乳房を優しくマッサージする（図Ⅳ-⑨）。
- 乳房全体を温かいタオルなどで温める。
- 指で乳頭をつまんで、やさしく刺激する。

少量の母乳も無駄なく（図Ⅳ-⑮）

　母乳バッグに保存できないほど、ごく少量の母乳でも、児にとっては大切である。搾母乳運搬の際にロスがないように、栄養チューブに接続可能なシリンジ（1～3 mL）を冷凍母乳のパンフレットと一緒に母親に渡すのもよいだろう。これは、「少しでも赤ちゃんにあげることができる」という大切なメッセージにもなる。口腔内母乳塗布を行っている施設なら、にじんだ母乳を綿棒に浸して、そのまま児にあげると無駄がない。

　新生児搬送であった場合は、母親や児の搬送元の施設にごく少量の母乳でも児にとって大切なものであることを伝えておく。このときも搾母乳の運搬のロスをなくするため、シリンジをあらかじめ渡しておくとよい。

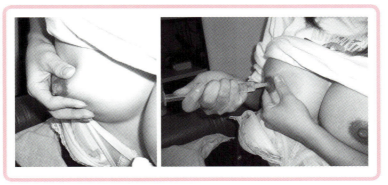

図Ⅳ-⑮ シリンジによる母乳の採取

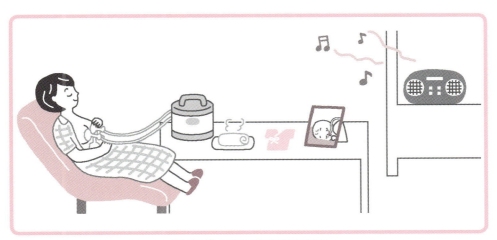

図Ⅳ-⑯ 射乳反射を促す方法

①母乳を出やすくする（p.98「搾乳量アップ戦略」参照）

②乳管を見つける

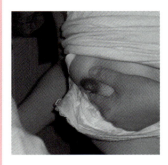

- 母親に、乳輪の境目近くで、乳頭から親指ひと関節あたり（個人差がある）をそっと触ってもらう。
- 乳管に触れると、母親は「ひもの結び目」「豆が並んでいるよう」「コリコリしたような」「弾力があるような」と表現するかもしれない。

③搾乳する

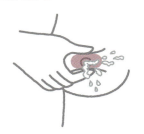

- ②で見つけた乳管それぞれに写真のように親指と人差し指を添える。親指と人差し指とで胸壁に向かってやさしく押す。
- 親指と人差し指で同時に挟んで圧迫する。
- 圧をかけたり、ゆるめたりすることを繰り返すうちに、乳汁がにじんでくる。
- 射乳反射により飛ぶように出てくることもある。

④乳房のいろいろな部分から搾る

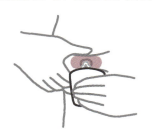

- 母乳の流れがゆっくりになったら、親指と人差し指を移動させて他の乳管も圧迫し、搾乳する。
- 両方の乳房から搾乳する場合は、母乳がポタポタと出なくなった頃、反対の乳房を搾乳する。
- 必要に応じて、もう一度マッサージしたり、両方の乳房で数回繰り返し搾乳する。
- 親指と人差し指の位置を変えて圧迫する場所を360°変える。

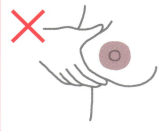

- 乳房全体を押すのではない。

図 Ⅳ-17 搾乳の方法（文献18、19より引用改変）

- 児の写真を見たり、児の匂いのするものをそばに置いたりするのもよい。
- 射乳反射を起こすオキシトシンホルモンは、視覚・聴覚・嗅覚刺激にも反応する。
- 反対に痛みを伴う搾乳や搾乳前のマッサージは射乳反射を阻害する。

2 搾乳の手順（図Ⅳ-⑰）[18, 19]

最初に手による搾乳を母親に習得してもらう[19]。

5 搾乳器による搾乳

搾乳器を使用すると、肩こりや手首の痛みなどが生じにくい、慣れればリラックスしやすいという利点があるが、一方で、コストがかかる（レンタルは可能）、道具が多い、洗浄が必要であるなどの欠点がある。

1 搾乳器の種類

1 搾乳器の選択

搾乳器には、手動式、小さな電動式、充電式、電動式などがある。手動式にはトリガー・ポンプタイプとシリンダータイプとがある（図Ⅳ-⑱は手動の搾乳器）。手動式、小さ

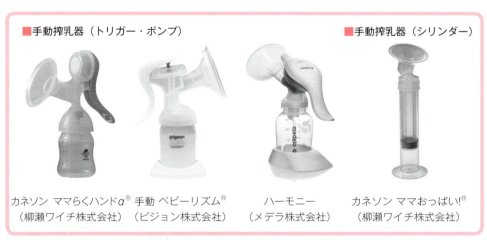

■手動搾乳器（トリガー・ポンプ）　　　　　　　　　■手動搾乳器（シリンダー）

カネソン ママらくハンドα® 手動　ベビーリズム®　　ハーモニー　　カネソン ママおっぱい!®
（柳瀬ワイチ株式会社）（ピジョン株式会社）（メデラ株式会社）（柳瀬ワイチ株式会社）

図Ⅳ-⑱ 手動の搾乳器（写真提供：各社）

トリガー・ポンプのタイプは、トリガー・ハンドルを用いて吸引圧を作る。吸引圧を自動的に解除しながら搾乳ができ、圧がかかりすぎることがないタイプが推奨される。シリンダーのタイプは2本のシリンダーからなり、母親が外側のシリンダーを下げるとき吸引圧がかかる。吸引圧は1〜2秒ごとにかけるのがよい。

> しばしば「手搾りと搾乳器とどちらがいいのでしょうか？」と聞かれます。答えは「両方いい！」です。人間の身体は一人ひとり違います。母乳の分泌も人それぞれです。そのお母さんに合った方法を（時には両方使って）提案できるよう、いろいろな搾乳パターンを知っておきたいですね。

な電動式、充電式の搾乳器の中には、母乳分泌の確立や維持には効果的でないものもあり、注意が必要である。また、乳頭に痛みを感じる場合は、乳頭の傷の要因になったり、乳輪がむくんだりする可能性もある。搾乳器の選択の際には、母親が痛みを感じずに快適に使用できることも大切な条件である（図Ⅳ-⑲）。

　NICU入院児の母親に勧められるのは、高品質（病院水準）の電動搾乳器である（特に児の入院期間が1カ月を超えることが予測される場合）。快適に使えるよう搾乳器に関する情報を提供することが大切である。搾乳に伴う疲労度を多施設共同で調べた結果、手による搾乳の方が疲労しやすいことがわかった（図Ⅳ-⑳）[20]。この点からも、1カ月以上の長期に搾乳が必要とされる場合には、電動搾乳器を使用することが望ましい。産後早期は乳汁生成Ⅰ期の状態であり、搾乳量も少量であることから、手による搾乳の優位性を示す報告や電動搾乳器だけで搾乳するよりも手による搾乳を合わせた方が効率がよいという報告も散見されている。個別の状況に応じた対応も求められる。

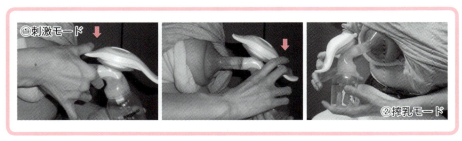

図Ⅳ-⑲　手動搾乳器の使用例（ハーモニーでの搾乳）

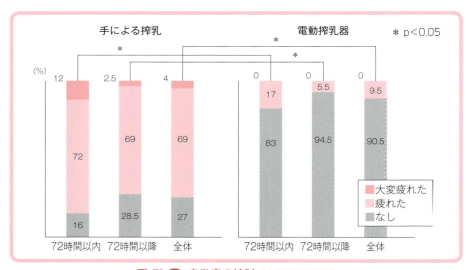

図Ⅳ-⑳　疲労度の検討（文献20より引用）

!　どのように圧がかかるか、支援者自身が試してみるとイメージを伝えやすいです。母乳育児中でなくても、やってみるとおもしろいですよ。洋服と一緒です。まずはフィッティングできるよう、病棟に各サイズの搾乳口をそろえましょう。

2 病院水準の電動搾乳器（シンフォニー電動さく乳器）

　病院水準の電動搾乳器として現在わが国で販売されているのは、メデラ社のシンフォニーのみである（図Ⅳ-21）。シンフォニーの特徴を以下に示す。

- 乳頭刺激モードを有する（図Ⅳ-22）。これは児による吸啜刺激と近く、射乳反射を起こしやすくする効果を持つ。
- 児の吸啜に類似した周期的な吸引リズムを持ち、完全に自動化されたものである。
- 高い圧で振動数が低下、低い圧で振幅数が上昇する仕組みである。これにより、母親の乳頭にダメージを与えることなく最適な搾乳が行える。
- 搾乳口のサイズは5種類ある。母親に合ったサイズを選択する（図Ⅳ-23）。
- 母親が痛みを感じない範囲で最大の圧に調整する。

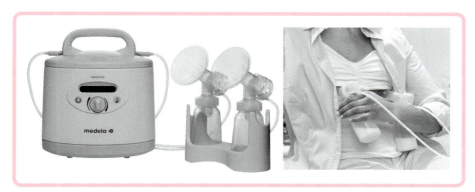

図Ⅳ-21 シンフォニー（写真提供：メデラ株式会社）

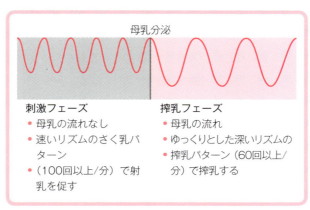

図Ⅳ-22 シンフォニーの特徴
圧と振動圧が連動し、乳頭刺激モードと搾乳吸引モードが使える。

> ！「強い圧の方が搾れる」というトラブルの元となる誤解も解かなければなりません。支援者が搾乳について正しい知識を得るところから始めましょう。

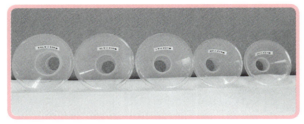

図Ⅳ-23 シンフォニーの搾乳口（写真提供：メデラ株式会社）

Sサイズ21mm、Mサイズ24mm、Lサイズ27mm、XLサイズ30mm、XXLサイズ36mm
搾乳口は母親に合ったサイズを選ぶ。

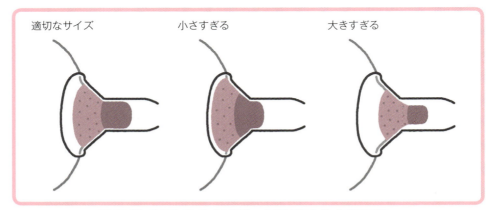

図Ⅳ-24 適切なサイズの搾乳口と不適切なサイズの搾乳口

2 搾乳器の使用

母親が搾乳器を使用する際は、以下のことに注意し支援する。

①乳頭が搾乳口の中央に位置しているかを確認する。乳輪のごくわずかの部分（3mm以下）のみがトンネル内に入る（図Ⅳ-24）。

②搾乳口を移動させる必要がある場合は、搾乳口をはずす前に搾乳をいったんオフにする。

③快適に搾乳できる最大圧を設定するよう母親に伝える（ヒント：圧を徐々に強めて、痛みを感じるところまで達したら、そこから圧を少し弱める）。

④搾乳を始めて数分間に軽い不快感が生じることがある。それはおそらく射乳反射に伴うものであると伝えておくと安心するだろう。

⑤乳房と乳頭を搾乳前後で観察する。搾乳器を使うと乳輪部分がむくんでしまうといわ

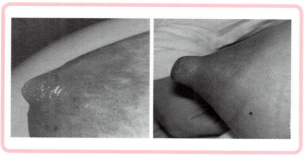

図Ⅳ-㉕ 搾乳口のサイズが合わないことで起こるトラブルの例
（写真提供：メデラ株式会社）

表Ⅳ-❷ 搾乳状況チェックリスト

	はい	いいえ
①搾乳器のカップのサイズは適切か？ 適切に装着できているか？		
②搾乳器の搾乳口のサイズは適切か？		
③電動搾乳器の場合、吸引圧は適切か？ 痛みの出ない最大圧で搾乳しているか？		
④どちらの乳房も、母乳が出なくなってから、もう1〜2分搾乳しているか？		
⑤忙しくて搾乳を途中で終わらせることがないか？（上の子の世話や家事、外出や来客など）		
⑥母の精神的ストレス、肉体的疲労などがないか？		
⑦乳腺炎、乳頭痛など乳房トラブルがないか？		

れることもあるが、不適切なサイズの搾乳口が原因のこともあるだろう。乳頭がどのようにトンネルの中を動いているかを確認し、なめらかに動き、かつ、乳輪が引き込まれないサイズのものを選ぶ。

不適切な搾乳口のサイズ（図Ⅳ-㉔）では、乳汁排泄不良、乳汁流出の減少、痛みや傷の原因となる乳頭周囲や乳輪の摩擦などの問題が生じ、乳汁産生の低下、授乳回数の減少、母乳分泌の低下などのトラブルにつながるため注意を要する（図Ⅳ-㉕）。適切に授乳できるように搾乳状況チェックリストで確認する（表Ⅳ-❷）。

3 研究結果から見た「搾乳量アップ戦略」

　左右同時に病院水準の電動搾乳器を使って搾乳することは、手動のポンプや手による搾乳よりも産後1週間に得られる搾乳量が多いと報告されている (図Ⅳ-㉖)[21]。このように、左右同時に搾乳する方が時間の節約になるだけでなく、搾乳効率も改善する。左右同時に搾乳した方が有意に脂肪含量の高い母乳を得ることもできる。後乳だけでなく、搾乳の途中に調べた乳汁でも、左右同時の方が別々に搾乳するよりも脂肪含量が高かった (表Ⅳ-❸)[22]。これは左右同時に搾乳する方が、15分間に起こる射乳反射の回数が多いことと関係している (表Ⅳ-❹)[22]。このように、左右同時の搾乳は、搾乳量ならびに搾母乳の脂肪含量、つまり熱量が高くなることから、早産児の母親には利点が多い。

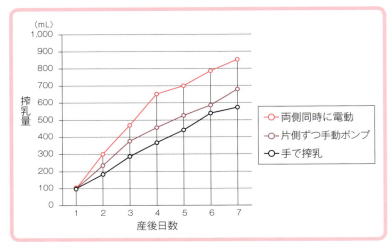

図Ⅳ-㉖　産後1週に得られる搾乳量の比較（文献21より引用）

母乳産生量が減ってきたら；搾乳量を増やす工夫以外に確認しておくと役立つこと

- 搾乳量が減ってきたときは、母親の話を傾聴し、原因を模索する。
- 搾乳の方法以外に家庭環境が影響しているのかもしれない。
- 「赤ちゃんのために搾乳を行う母親」が家族の中で孤立しない工夫も必要である。
- 搾乳や児の話は、父親以外の家族にも伝え、協力を得られるようにする。
- 必要があれば、ソーシャルワーカーや臨床心理士などと連携をとる。
- 搾乳量は児の状態に左右されやすい。あまり一喜一憂しないことも重要である。

 コラム「母乳産生量が減ってきたら」で紹介した方法で対応しても、分泌量が増えないお母さんもいます。大切なことは、お母さん自身が、「わが子のためにできる限りのことをした」と思えることです。

表 Ⅳ-❸ 搾乳方法別の乳汁の脂肪含量（クリマトクリット）

脂肪含量（％）	左右同時	左右別々	p
前 乳	4.3±2.7	4.6±2.7	NS
中 間	8.3±2.8	7.3±2.6	0.012
後 乳	12.6±4.4	10.5±4.1	<0.001

※p.88の図参照　　　　　　　　　　　　　　　（文献22より引用）

表 Ⅳ-❹ 搾乳中の15分間に見られた射乳反射の回数

	左右同時	左右別々	p
射乳反射（回）	4.4±1.7	3.4±1.4	<0.001

（文献22より引用）

4 手による搾乳と電動搾乳器併用のススメ

1 刺激モードとの併用

　母子分離の場合、「産後2週間で500mLの搾乳量」を1つの目標にする[23]。産後早期は電動搾乳器を使用するより手で搾乳した方が効果的だといわれているが、シンフォニーの刺激モード（ダブルポンプ）のみを使用し、射乳反射を起こしやすくしてから手で搾乳すると、さらに効果的だという結果も報告されている（図Ⅳ-㉗）[24]。

2 手による搾乳と電動搾乳器の併用

　Mortonの推奨する手での搾乳と電動搾乳器との併用による搾乳計画を紹介する[25]。

①遅くとも産後6時間以内に搾乳を開始する。乳汁来潮まで（はじめの3日間）は電動搾乳器をダブルポンプで1日8回、1回15分使用する。その後、さらに手で搾乳し、可能な限り頻繁に初乳を出す。

②乳汁生成Ⅱ期に移行した後も、産後2～3週まではダブルポンプで1日8回以上、電動搾乳器で搾乳する。搾乳しながら乳房を圧迫したり、搾乳前にマッサージしたりする（図Ⅳ-❾のセルフマッサージ）。産後2～3週頃からはダブルポンプを行いながら、手で乳房をまんべんなく圧迫する。このためには両手をフリーにしておけるよう、カップを乳房に固定する。

③乳汁が出なくなったら、いったん搾乳をやめる。そして1～2分間、乳房をマッサージする（図Ⅳ-❾のセルフマッサージ）。そして再度、母親が選択した方法で可能な

♡　私たち支援者が必死だと、お母さんは引いてしまうかもしれません。私たちはあくまで伴走者です。お母さんの気持ちを尊重して、時には待つことも大切です。

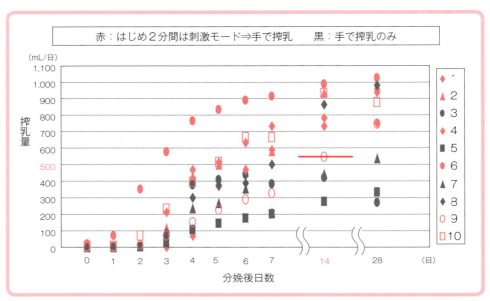

図 Ⅳ-㉗ シンフォニーの刺激モードと手の併用（文献24より引用）

電動搾乳器の刺激モードを使用してから手による搾乳を行うと、産後2週間で母乳産生量が全員500mLを超えた。

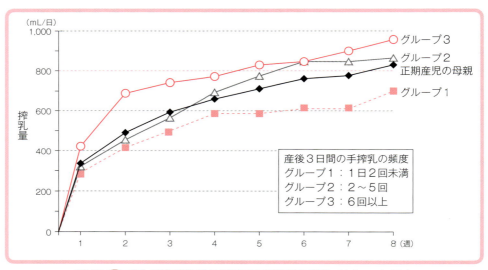

図 Ⅳ-㉘ 手と電動搾乳器の併用での搾乳量の変化（文献25より引用）

Mortonの方法を取り入れた母親。産後の3日間に1日何回手で搾乳したかでグループ1～3に分けている。手による搾乳回数を多くすることで、産後2週間の搾乳量アップにつながる。3つのグループとも、電動搾乳器で搾乳する回数に差はなかった。また、産後2週は1日7回以上の搾乳が搾乳量に関連したが、産後8週には有意差はなかった。

♥ 分娩施設退院後、お母さんが一人でも「ダブルポンプ＋乳房圧迫」ができるように、ビデオを見たり（http://newborns.stanford.edu/Breastfeeding/MaxProduction.html）、あらかじめ支援者と一緒に試してみたりするのもよいでしょう。

> **刺激モードの活用**
>
> 　シンフォニーのカップが合わなくて使えない……、射乳反射がなかなか起こらない……。そんなときは、シンフォニーの刺激モードのみを使用してはどうだろうか。自動での刺激モードは2分だが、なかなか射乳反射が起こらない場合は、何回か刺激モードだけを繰り返してもよいだろう。射乳反射が起こったら、手による搾乳を行う。

限り搾乳する（手による搾乳でもシングルポンプでもダブルポンプでも可）。③はセットでだいたい25分くらいになる。

　この方法を用いたところ、正期産の母親よりも母乳産生量が増加していた（図Ⅳ-29）[25]。産後2週間にどれだけ母乳産生を刺激できるかが、その後の母乳育児の成功に関与する。このため、早産児を出産した母親であっても、効果的かつ頻繁に搾乳することでその後の乳汁産生を増加させるのである。正期産児を出産した母親は、乳房が持つ乳汁産生能をフルには使っていないともいえるが、児は必要な量を飲み取り、その量によって乳汁産生が決まってくると考えると、持っている能力を全て使う必要はないのであろう。早産で母子分離が長くなることが予測される場合は、できるだけ持っている力を使っておけるようにしたい。

　ダブルポンプ＋手搾乳には、平均で脂肪が6g/dL、カロリーが90kcal/dLを超えるという効果もある。冷凍母乳を注入すると、脂肪がチューブに付着して児の胃内に入るときには15～20％減るので、脂肪分の多い母乳を与えられる利点が多い。

搾乳効果を快適にアップするためのヒント

　Mortonらの方法は、このような方策を取り入れる必要性を伝え、なおかつエモーショナルサポートがなければ続かないかもしれない。筆者は産後2週間の猛特訓だと考えるが、それで、その後に満足のいく母乳育児が待っているとすれば、やりがいはあるだろう。家族も含めて、搾乳方法の説明を行いたい。

　手による搾乳と電動搾乳器のコラボは少々大変かもしれないが、超早産の場合、はじめの2～3週間まででよいので、ぜひとも頑張ってもらっていただきたい。「その後は少しペースが落ちても構いません」と伝えておくと、肩に力が入らずに臨めるかもしれない。「全て母乳で育てたい！」としっかりとした目標が動機を持っている母親にお勧めしてもよいだろう。

5 搾乳器の消毒

　搾乳器はパーツに分解し、それぞれ適切に消毒する（詳しくは各製品の取扱説明書を参照いただきたい）。

①ポンプの部品のうち、母乳と接した部分は冷水でよく洗う。
②その後、すべての部品を温かい石鹸水で洗って、よくすすぐ。
③さらに、以下の方法のいずれかで消毒する。

- 煮沸消毒（たっぷりの水から入れ、沸騰してから5分以上）
- 次亜塩素酸ナトリウム製品（ミルトン®・ミルクポン®など）に漬ける（注：シンフォニー®などの製造元のメデラ社は、次亜塩素酸ナトリウムによる消毒は推奨していない。
- 哺乳瓶用の消毒パックを使って電子レンジで滅菌する。
- オートクレーヴ、またはエチレンオキサイドガスで滅菌する。

　ポータブルの搾乳器や手動の搾乳器は、感染予防のため個人で使用し、共有しない。シンフォニーの場合、本体は共用するが、それ以外のパーツは自分専用のものを購入してもらう。

6 カンガルー・マザー・ケアから始まる直接授乳

1 直接授乳の開始時期

　早産児が直接乳房から飲み取れるようになる時期（修正在胎週数）には幅があり、修正30週から乳汁移行が確認できる場合もある。児にとって負担がなく安全な経口哺乳は、直接授乳である。母親がカンガルー・マザー・ケアに慣れて、児の呼吸状態も安定してきたら、児が乳頭・乳輪をふくむことができるようサポートする。

　吸啜リズムを作る中枢は脳幹にある。ここに大脳皮質や外界からの刺激が入り、三叉神経、迷走神経、舌下神経を経て、吸啜運動に至る。口腔周囲筋や舌、咽頭を支配する脳幹-脳神経系が調和することで、安定した哺乳行動を行うことができる。

　以前は、修正35週以降に哺乳瓶を用いて経口哺乳を開始することが一般的であった。早産児の経口哺乳の発達から考えると、吸啜・嚥下・呼吸が調和するのが修正35週以降であるため、この時期から瓶哺乳を開始するのは理屈に合っている。しかし、胎児は妊娠17週頃から羊水を嚥下しており、より早い段階から経口哺乳を開始する方が望ましいだろう。

　実際に経口での哺乳機能や口腔機能を改善させる方策として挙げられている項目は、経口哺乳の早期導入、そして、頻繁な経口哺乳である[27,28]。また、在胎週数、出生体重、児の生後早期の重症度は修正35週時の哺乳効率と関係がないことも報告されており[29,30]、人工呼吸器から離脱できていれば、経口哺乳が可能な状況を提供したい。Golonkaらは、long gapの食道閉鎖があり、根治手術が可能となるまで時間がかかると予測された場合、食道盲端から哺乳した乳汁を引きながら、「経口哺乳」を行っている[29]。それにより、哺乳機能が早期に発達し、根治術後の経口摂取の確立が早くなったと報告している。つまり、安全性を確保しながらもできるだけ早く経口哺乳を開始することが、児の将来の口腔機能の発達につながると考えられる。

　では、吸啜・嚥下・呼吸の調和が確立する時期より前に経口哺乳を導入する場合、どのような授乳方法が適切であろうか。平均在胎26週、出生体重672gの超低出生体重児を対象として、直接授乳と瓶哺乳時の酸素飽和度や呼吸数などを検討した報告がある。その結果、摂取量は直接授乳の方が少ないが（図Ⅳ-29）、酸素化、呼吸数、心拍数、体温の生理項目は、直接授乳の方が安定していることがわかる（図Ⅳ-30）[32]。乳房から

は連続して母乳が出るわけではない。1回の授乳に4～5回起こる射乳反射とともに母乳が児の口腔内に流れ出る。つまり、射乳反射と射乳反射の間は吸啜しても嚥下する必要はあまりなく、呼吸との調和に苦労することもない。直接授乳では児に自分のペースで哺乳しているのである。この違いが図Ⅳ-29の授乳量に現れてくる。一方、哺乳中の酸素飽和度や呼吸数を見ると、瓶哺乳の方が酸素飽和度は低く呼吸数も少ない（図Ⅳ

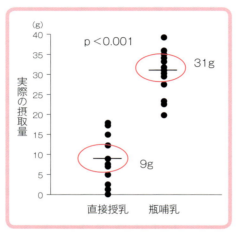

図Ⅳ-29 直接授乳と瓶哺乳の摂取量の比較
（文献32より引用）

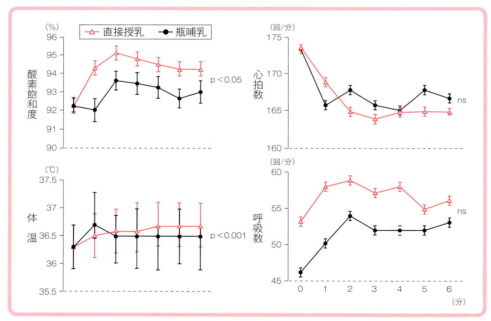

図Ⅳ-30 直接授乳と瓶哺乳の酸素飽和度、体温、心拍数、呼吸数の比較（文献32より引用）

-30)。つまり、哺乳瓶では児は飲まされているともいえる。経口哺乳の導入時に必要なのは、1回に摂取できる量ではなく、安全に経口摂取できることである。

Nyqvistら[33)]が、修正27.9～35.9週に直接授乳に関して評価したところ、修正在胎週数に関係なく、初回の直接授乳から探索反射と吸啜反射は認められ、修正28週から吸着が可能となる児もいた。修正30.6週で5mL以上の経口摂取が可能となり、修正31週には連続して嚥下が可能となる児もいた。さらに週数が進むにつれて、持続して吸啜できる時間が長くなった。

2 直接授乳の実際

1 準 備

早産児では、神経系が未熟で、口周囲に適切な刺激がないことに加え、胃チューブや気管チューブの挿入、吸引など、不快刺激を多く受ける。そのため、直接授乳の前の準備が重要になる。児にとってプラスに働く刺激を多く提供するよう工夫する。

- 口腔周囲へ適切な刺激を与える（母親の指、綿棒による母乳塗布）：生後早期から
- カンガルー・マザー・ケアから母親の乳頭をふくむ（tasting）：呼吸器から離脱したら
- 児にとって不快な刺激を避け、おっぱいに触れる、なめる、匂う：カンガルー・マザー・ケアに慣れてきたら
- 口腔周囲の緊張が強い児の場合は、やさしく児の口の周囲をさすったり、声をかけながら触れたりしてみる。触れられることを児が心地よいと感じられるように。

直接授乳は母親と児のタイミングが一致した段階で

経口哺乳の開始は、発達過程と合併疾患を考慮した上で決定されるが、直接授乳は瓶哺乳よりも早く始めることが可能である。このため、人工呼吸器から離脱できていれば、経口哺乳が可能な状況を提供したい。直接授乳に関しては、母親と児のタイミングが一致した段階で自然に行われるのが望ましい。担当医から直接授乳の許可が出たら、児はすぐに乳房に吸い着いて哺乳するものだと考える母親も散見される。しかし、母親の直接授乳に対する期待と児の哺乳意欲とが一致しなければ、哺乳はおろか、吸着もできない。なかなか吸い着かないわが子を見て、落胆する母親も散見される。カンガルー・マザー・ケアを行っている過程で、自然と児が母親の乳房をふくみ、吸い始めた時が経口哺乳の開始だと考える。

日齢	0	7	14	21	28	35	42	49	56	63	70	77	84
修正週数	<25	26	27	28	29	30	31	32	33	34	35	36	37	38
非栄養的吸啜	←――――――――――――――――――――→												
KMC					←―――――――――――――――→ 乳汁分泌の確立								
搾 乳			乳汁分泌の確立				乳汁分泌の維持					退院に向けて※		※退院後も搾乳は続ける
方 法	経管栄養						経管＋直接授乳				経管＋直母・哺乳瓶		
直母段階				KMC ステップ1			なめる、匂う ステップ2		嚥下 ステップ3		直母測定 ステップ4	直母のみ ステップ5	
抱き方				立て抱き・斜め抱き					脇抱き (顔をあわせて)			横抱き	
サインによる授乳											←――――		
不足分を瓶哺乳	瓶を使用し始めるときには承諾を得る												
呼吸補助	呼吸器			DPAP							酸素または補助なし		

図Ⅳ-31 早産児の授乳計画 (文献34より引用改変)

2　早産児の授乳計画（図Ⅳ-㉛）³⁴⁾

①まずはカンガルーケア

　母親と児が触れ合うこと、授乳による乳房の刺激はオキシトシンの分泌を促し、母親の感情や行動によい良い影響を与えるが、早産児の出産により、この自然な相互関係を築くことができない。NICUにおけるカンガルー・マザー・ケアは、母親のストレスを軽減し、児との関係を築くのにもプラスになる（図Ⅳ-⑩）¹³⁾。SiPAPを装着していても、カンガルー・マザー・ケアは可能である。搾乳量が減ってきたときに「カンガルーケアしてみますか？」と誘ってみてもよいだろう（図Ⅳ-㉜）。

②未熟な段階での哺乳（なめる、匂う）（表Ⅳ-❺）

- ある程度搾乳した後にカンガルー・マザー・ケアを行うことにより、児が自然におっぱいをふくむ。垂れた乳汁をなめることができる。
- 吸啜・呼吸・嚥下のリズムが確立する前は、1～2回の射乳反射が起こった後が安全である。
- 射乳反射が強く、乳汁流出が多いため児がむせてしまう場合は、シンフォニーの刺激モードを1～2回繰り返し、射乳反射が起こったら、乳頭・乳輪をふくませてみる。
- 乳輪部が軟らかくなると、自然に吸い付きやすくなるかもしれない。

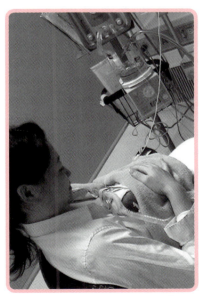

図Ⅳ-㉜　SiPAP装着中のカンガルー・マザー・ケア

表Ⅳ-❺　早産児はいつから経口哺乳できるのか？

- 早産児が哺乳瓶から授乳を開始する利点はない
- おしゃぶりを吸うより、搾乳後の乳頭を吸う方がよい（＝tasting）
- できればtastingしながら注入する＝口から匂い・味を経験しながらお腹もいっぱいになる
- 直接授乳の開始基準は修正週数や体重よりも呼吸心拍の安定が重要
- 最終決定は母と赤ちゃんが行う

③**はじめての授乳**（図Ⅳ-㉛)[34]

- 母親の姿勢：ゆったりできる椅子で、母親の手や足を支える。児は枕や丸めたバスタオルの上に載せる。
- 児の姿勢：手足を屈曲し、体幹を母親に密着させる。児の頭部を手で支える。
- 児の唇を指で触る⇒児の覚醒を促し、探索反射を起こす。明らかな探索反射＝顔をその側に向けて口を開く。
- 授乳中の母親：児に話しかける、児の鼻に触れる、乳房を指で圧迫、児の掌を触る。
- 児が覚醒している時間が長くなり、探索反射や吸啜反射などのしっかりとした空腹のサインが認められるようになったら、授乳前の搾乳は中止してよいだろう。

④**その後の直接授乳の進め方**（図Ⅳ-㉛)[34]

- ステップ4の段階で、母親が長くNICUにいることができれば、1日哺乳量を決めて経口摂取できなかった量を栄養チューブから補足する。哺乳量が増えてきたら、徐々に補足を減らすことができる。
- 状態が安定し、乳房から1回量の半分以上（20～30mL）を飲み取れるようになったら、ステップ5になる。母親がNICUにいる時間は、児の空腹のナインに合わせて授乳する。例えば、母親が4時間、児といられるならば、その4時間に与える予定乳汁量から、実際の直接授乳量を差し引いた量を母親の退室後に栄養チューブで補足する。母親が長くNICUにいられる環境整備も大切になる。
- 慣れてきたら4～6（6～8）時間ごとに「指示量」と「実際に哺乳した量」とを比較し、不足する量は経管で与え、哺乳瓶はできる限り使わない。ただし、低血糖のため時間注入が必要な児は対象外とする。

> **空腹のサインを見逃さないように**
>
> 　正期産児ではstateの3～5が早期のサインだといわれている。児がおっぱいを欲しがるサインの中で泣くというのは遅めのサインである。しかし早産児の場合、明らかなサインを出さなかったり、目覚めたら一気に大泣きをしてしまったりして、うまく飲めないという悩みも多いようだ。授乳のチャンスを逃さないように、母親には早めのサインでの授乳、眠りがちな児の起こし方などを伝えておくことも重要である。

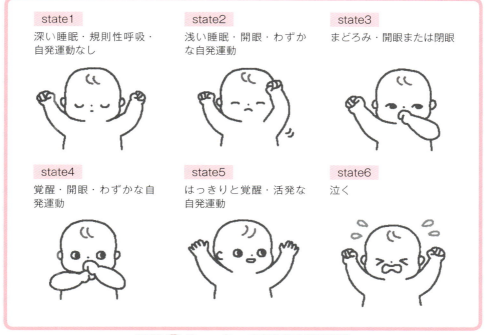

図 Ⅳ-㉝ Brazeltonの新生児の覚醒段階

⑤順調に経口哺乳が進んでいるかの確認

- 児の覚醒状態は適切か（state 3 〜 5 が適切）（図 Ⅳ-㉝）。
- ストレスとなる処置の後に直接授乳を行わない。
- 音や光の刺激を避ける＋母と児に快適な空間、プライベートな空間を用意する。
- その母親と児に適した姿勢・抱き方か。
- 授乳している様子を観察して、早産児の哺乳評価（PIBBS）を行う（表 Ⅳ-❻）[35]。

3 特別な支援が必要な場合

1 筋緊張が弱い児

　早産児は筋緊張が弱いことが多く、疲れやすいため、しっかり吸着が維持できるような抱き方が重要である。児の耳の位置から下の後頭部をしっかりと保持できるよう抱き方を工夫する。児を乳房につけて抱き、乳房と同じ高さで児の顔が乳房に真っ直ぐ向いているようにする。児の頭を前屈させないように注意する（図 Ⅳ-㉞）。ダンサーハンドポジション（図 Ⅳ-㉟）や非対称性の吸着（asymmetric latch）（図 Ⅳ-㊱）も有効である。

表 Ⅳ-❻ premature infant breastfeeding behavior scale（PIBBS）

	0	1	2	3	4	5	6
1. 探索	探索しない	少しの探索	しっかりした探索				
2. 乳輪把握	なし	乳頭の一部を含む	乳頭全体を含む、乳輪は含まず	乳頭と乳輪の一部を含む			
3. 吸着とその持続	全く吸着しないか、ごくわずか	5分以内の吸着	6〜10分の吸着	11〜15分以上の吸着			
4. 吸啜	吸啜しない	なめたり味わったりするが、吸啜しない	1回だけ、まれに短い吸啜持続（2〜9回）	短い吸啜を繰り返す、ときに長い吸啜持続（10回）	2回以上の長い吸啜持続		
5. 最大吸啜持続		1〜5回	6〜10回	11〜15回	16〜20回	21〜25回	26回以上
6. 嚥下	嚥下が見られない	ときどき嚥下する	繰り返して嚥下が見られる				

（文献35より引用）

PIBBSとは？

PIBBSとは「premature infant breastfeeding behavior scale」の略で、1999年にカンガルーケアで有名なスウェーデン・ウプサラ大学のNycvist先生が発表した。このスコアは、何点以上が合格というものではなく、児の様子を点数として示し、日を追って見ていくことで、「哺乳の状況を母親と一緒に確認する」ものである。早産児の哺乳の様子を客観的に評価することができる。

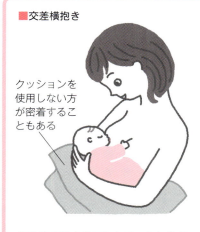

■交差横抱き

クッションを使用しない方が密着することもある

児の頭の動きをコントロールしやすいので、低出生体重児や吸着の難しい児に役立つ。この方法だと、無意識に赤ちゃんを密着させやすい。頭は強く押さえ過ぎず、児の背中から首にかけて支えるとよい。

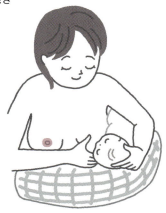

■脇抱き

児と母親が密着するように抱くことで、深い吸着ができる。この際、児の頭を乳房に強く押しつけないようにする。児の頭は少し後屈させる。強く押さえると、児の呼吸を妨げたり、児が嫌がったりするので避ける。
- 飲ませる側と反対の手で乳房を支える。
- 母親は親指と4本の指で児の耳の後ろを持つ。
- 乳房側の手で児の耳の後ろから背中を支える。
- 児の体は母親の脇腹にピッタリ密着している。
- 児の体をクッションなどで支えるとよい。
- 密着しても帝王切開の傷に当たらない授乳姿勢である。

図IV-34 交差横抱きと脇抱き

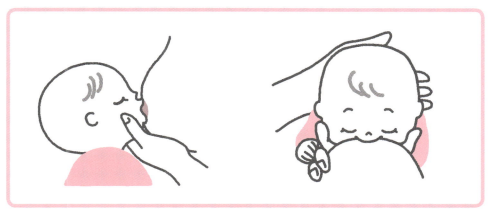

図IV-35 ダンサーハンドポジション

- 適切な密閉に有用である。
- 顎と頬の両方を支える。脂肪床が少ない早産児では、頬を支えることで顎と頬を安定させることができる。

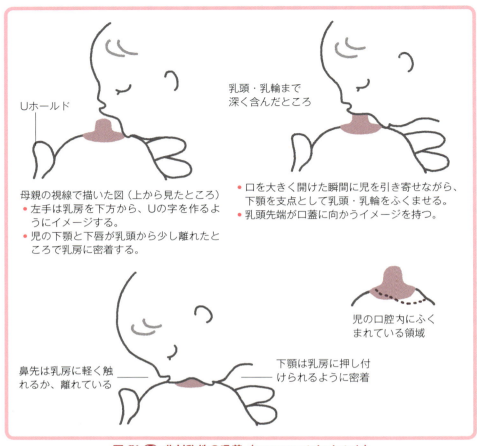

図 Ⅳ-36 非対称性の吸着（asymmetric latch）

2）眠りがちな児

早産児では、はっきりした「母乳を欲しがるサイン」を出さないこともある。眠りがちな児を起こす工夫も伝える（図Ⅳ-37）。また、すぐに寝てしまう児や欲しがらない児に「baby time（赤ちゃん時間）」が有効であるとする報告もある（表Ⅳ-7）[36, 37]。

3）すぐに泣き始めて落ち着かない児

バスタオルで児をしっかりとくるむ。身体全体を包み込むことで落ち着く児もいる。くるんだままで、しっかりと抱いて授乳する。できるだけ部屋は薄暗くし、静かな環境をつくる。くるんだだけでは落ち着かない場合は、児の頸部と大腿部を持って丸まった姿勢をとり、やさしく揺らしてみる（コリック抱き、図Ⅳ-38）。

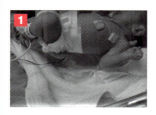
- オムツを換える。
- 掛け物や厚い洋服を脱がせ、手足を動かしやすくする。
- 赤ちゃんの手足や背中をやさしくマッサージし、話しかけてみる。

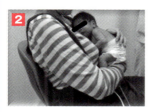
- 赤ちゃんをもう少し立て抱きにしてみる。
- 母親・父親と肌と肌が触れ合うようにする。

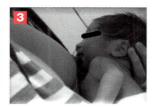
- 母乳をにじませ、セミリクライニングの姿勢で胸に抱く。
※刺激を与えようとして、足の裏を強くこすり過ぎ、泣かせてストレスを与えないようにする。
- 何をしても起きないときは、20分〜30分待ってから、再度試みる。

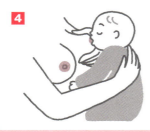
※授乳中に眠ってしまう場合は、授乳中に乳房を軽く圧迫してみる。児がむせないように、母親は児に覆い被さらないようにする。セミリクライニングの姿勢で行う。

図 Ⅳ-㊲ 眠りがちな赤ちゃんの起こし方

表 Ⅳ-❼ Baby timeとは

- アイコンタクト・声かけ・肌と肌との触れ合いなど、右脳を用いたコミュニケーションをとる時間を大切にすること。哺乳など生存に必要な行動のための、赤ちゃんの覚醒レベルを保つことができる（Smillie）[36]
- 右脳がストレス応答系をコントロールしているため、ストレスを軽減するためにも、肌と肌との触れ合いは重要な要素である（Schore）[37]

> **低出生体重児の抱き方のポイント**
> - 疲れやすいため、しっかり吸着が維持できるような抱き方が重要である。
> - 児の耳の位置から後頸部にかけてしっかりと保持する。
> - 児を乳房に密着させるように抱く。
> - 児の顔が乳房と同じ高さで乳房に真っ直ぐ向いているように。
> - 児の頭は軽く後屈して、下顎が乳房についている。
> - 直前のストレスが多いと疲れてしまうため、授乳直前の採血などの処置は避ける。

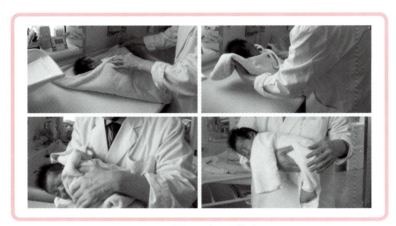

図 IV-38 コリック抱き

4 もっと授乳を楽しもう！ baby led breastfeedingのススメ

　baby led breastfeedingとは、Smillieが提唱した、児が本来持っている「自力で乳房に吸い付く力」を発揮できるよう母親は援助するだけの方法である（図IV-39）。リードするのは児で、母親はそれに合わせる。支援者は、左脳を使うような指示はできるだけ避け、温かく見守る。

①母親はリクライニングを倒して児の頸部と殿部を支えて抱く（カンガルー・マザー・ケアを行っているときのイメージ）。

②児はうなずくような動きを繰り返し、適切なラッチ・オンに向かう。

　baby led breastfeedingが効果的だと考えられる状況を以下に挙げる。

- 乳房を拒否する児（いわゆる「乳頭混乱」、授乳しようとすると嫌がってのけぞる場合）

まずは傾聴・共感から

　長い入院期間の間には、「搾乳がつらい」「母乳が思うように出ない」など、搾乳を続けることに対するマイナスな気持ちも出てくるだろう。支援者はそのような際、一方的に励ましてしまいがちだが、まずは母親の気持ちを傾聴し、共感することが重要になる。「そのような気持ちになるのはあなただけではない」「私たち支援者はそのような気持ちも受け入れる」というような姿勢で向き合ってみよう。何らかの提案はその後にする。母親がマイナスな感情を抱え込まないように、母親自身が自分のマイナスな気持ちを表出することで自身の気持ちと向き合えるように、無意識に支援者自身の考えを押し付けないように接していきたい。

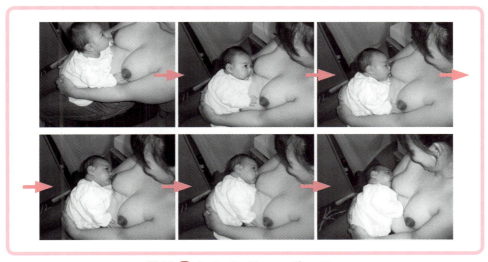

図 Ⅳ-39　baby led breastfeeding

- 大きく口を開けない児
- 不適切な吸着により母親の乳頭痛があるとき
- 母親が児の反応に対してストレスを感じているとき
- あまり泣かないおとなしい児
- 体重増加がゆっくりの児
- 早産児の直接授乳への準備のため

　baby led breastfeedingは、支援者自身が落ち着いた状態で、ある程度まとまった時間を確保して行うことも重要である。

5 瓶哺乳を行う際の注意点

早産児84名（1,000〜2,500gで出生）を対象として、直接授乳以外の栄養摂取に哺乳瓶を併用するか、経管栄養とするかを検討した結果、哺乳瓶を使用した児に比べて、経管栄養で与えた児が母乳だけで退院する割合は9.4倍、そして母乳栄養での退院は4.5倍に増加した。また、退院後6カ月の母乳育児率も高かった。このように、NICU入院中に哺乳瓶を使わないことが退院時母乳育児率の上昇につながる[38]。しかし、直接授乳を開始し、ある程度飲めるようになると、経口哺乳に対する要求が強くなる。乳房から直接、1回の指示量が飲み取れるようになったら、瓶哺乳を始めるのが現実的かもしれない（施設内でディスカッションして決めることが望ましい。また、個々のケースによっても幅を持たせることも必要だろう）。抱き方も直接授乳に近い抱き方を意識したい（図Ⅳ-40）。

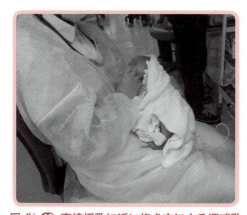

図Ⅳ-40 直接授乳に近い抱き方による瓶哺乳

退院後1〜2週間健診のススメ

待ちに待った赤ちゃんの退院だが、退院後は慣れない児との生活での疲れや気持ちの張りなどから、一時的に乳汁産生が減ることがある。また、退院後しばらくは直接授乳だけで効果的に飲み取ることができない場合も多い。退院しても急に搾乳をやめないこと、退院後しばらくはシンフォニーのレンタルを延長するよう事前に話しておく。また、退院直後は母親や家族の心配事も多い。児の健診（多くは退院後1カ月）以前に、母乳外来などでの受診を勧める。

6 カップ授乳を行う際の注意点

　カップ授乳は、NICUでは一時的な直接授乳への移行の方法と捉える。Collins[39]によると、瓶哺乳と比べて、NICU退院時に有意に母乳のみとなるが、退院後の母乳育児率に関して有意差はなかった。

　利点を見ると、児にとっては人工乳首を使用しないで哺乳できること、与える側にとっては扱いやすさとコストの安さが挙げられる。安全性を見ると、カップでの哺乳時と哺乳瓶での哺乳時の呼吸数、心拍数、酸素飽和度を測定した研究結果では、有意な差を認めていない。つまり、安全性において哺乳瓶に劣ることはない[40]。口腔からこぼれる乳汁量は哺乳瓶に比べて多く、実際の摂取量としてこぼれた量を差し引く必要があることに留意する。こぼした量も測定できるように、ガーゼなど重さのわかるもので首元を覆うとよいだろう。カップ授乳ばかりを続けると、児はすすることを好むようになり、口を大きく開けることを嫌がるようになる場合もあるので注意が必要である。

　父親や周りのサポートも搾乳を続けるための、重要な要素である。同じように搾乳を続けている母親との交流の機会を設定したり（ピア・カウンセリング）、保健センターなどに訪問を依頼したりしてもよいだろう（社会資源の活用）。そして、頑張っている母親や家族へのスタッフからのねぎらいや感謝の言葉も励みになるという声も多いようである。「いつも搾母乳をありがとうございます」。

参考文献

1）Henderson JJ. Harmann PE. Newnham JP. et al. Effect of preterm birth and antenatal corticosteroid treatment on lactogenesis II in women. Pediatrics. 121(1), 2008, e92-100.
2）Nyqvist KH. Haggkvist AP. Hansen MN. et al. Expansion of the baby-friendly hospital initiative ten steps to successful breastfeeding into neonatal intensive care: expert group recommendations. J Hum Lact. 29(3), 2013, 300-9.
3）Sisk PM. Lovelady CA. Gruber KJ. et al. Human milk consumption and full enteral feeding among infants who weigh </= 1250 grams. Pediatrics. 121(6), e1528-33.
4）Premiji SS. Fenton TR. Sauve RS. Higher versus lower protein intake in formula-fed low birth weight infants. Cochrane Database Syst Rev. 25；(1)：CD003959, 2006.
5）大山牧子．搾乳UP TO DATE．第35回母乳育児学習会 in 東京．2014, 34.
6）Battin DA. Marrs RP. Fleiss PM. et al. Effect of suckling on serum prolactin, luteinizing hormone, follicle-stimulating hormone, and estradiol during prolonged lactation. Obstet Gynecol. 65(6), 1985, 785-8.

7）Tyson JE. Hwang P. Guyda H. et al. Studies of prolactin secretion in human pregnancy. Am J Obstet Gynecol. 113(1), 1972, 14-20.
8）Speroff L. Glass RH. Kase NG. "The breast". Clinical Gynecologic Endocrinology and Infertility. 4th ed. Baltimore, Williams & Wilkins, 1989, 283.
9）Parker LA. Sullivan S. Krueger C. et al. Effect of early breast milk expression on milk volume and timing of lactogenesis stage II among mothers of very low birth weight infants：a pilot study. J Perinatol. 32(3), 2012, 205-9.
10）Ohyama M. Watabe H. Hayasaka Y. Manual expression and electric breast pumping in the first 48 h after delivery. Pediatr Int. 52(1), 2010, 39-43.
11）Morton J. Hall JY. Wong RJ. Combining hand techniques with electric pumping increases milk production in mothers of preterm infants. J Perinatol. 2009, 29(11), 757-64.
12）大山牧子．母子分離のお母さんへの支援：早産児を母乳で育てるために．医師のための母乳育児支援セミナー．2010.
13）Hurst NM. Valentine CJ. Renfro L. et al. Skin-to-skin holding in the neonatal intensive care unit influences maternal milk volume. J Perinatol. 17(3), 1997, 213-7.
14）Dewey KG. Lönnerdal B. Infant self-regulation of breast milk intake. Acta Paediatr Scand. 75(6), 1986, 893-8.
15）Feher SD. Berger LR. Johnson JD. et al. Increasing breast milk production for premature infants with a relaxation/imagery audiotape. Pediatrics. 83(1), 1989, 57-60.
16）Jones E. Dimmock PW. Spencer SA. AA randomised controlled trial to compare methods of milk expression after preterm delivery. Arch Dis Child Fetal Neonatal Ed. 85(2), 2001, F91-5.
17）水野克己，西田嘉子，櫻井基一郎ほか．母乳熱量簡易測定の信頼性と早産児栄養管理における有効性．日本小児科学会雑誌．110(9), 2006, 1242-6.
18）"母乳の搾乳とその飲ませ方"．UNICEF/WHO 母乳育児支援ガイド．橋本武夫監訳．東京，医学書院，2003, 90-1.
19）"赤ちゃんが直接授乳できない場合（第5章）"．UNICEF/WHO 赤ちゃんとお母さんにやさしい母乳育児支援ガイド　ベーシック・コース：「母乳育児成功のための10カ条」の実践．BFHI2009翻訳編集委員会訳．東京，医学書院，2009, 223-8.
20）西田嘉子，水野克己，板橋家頭夫ほか．早産児を出産した母親の搾乳方法についての検討．日本小児科学会雑誌．111(7), 2007, 855-60.
21）Slusher TM. Slusher I. Keating EM. et al. Comparison of maternal milk (breastmilk) expression methods in an African nursery. Breastfeed Med. 7(2), 2012, 107-11.
22）Prime DK. Garbin CP. Hartmann PE. et al. Simultaneous breast expression in breastfeeding women is more efficacious than sequential breast expression. Breastfeed Med. 7(6), 2012, 442-7.
23）Hill PD. Aldag JC. Chatterton RT. Effects of pumping style on milk production in mothers of non-nursing preterm infants. J Hum Lact. 15(3), 1999, 209-16.
24）西田嘉子，水野克己，滝元宏ほか．早産児を出産した母親の搾乳方法の検討：電動搾乳器が手搾乳に及ぼす影響について．日本母乳哺育学会雑誌．3(2), 2009, 103-9.
25）Morton J. Hall JY. Wong RJ. et al. Combining hand techniques with electric pumping increases milk production in mothers of preterm infants. J Perinatol. 29(11), 2009, 757-64
26）Igawa M. Murase M. Mizuno K. et al. Is fat content of human milk decreased by infusion? Pediatr Int. 56(2), 2014, 230-3.

27) Simpson C. Schanler R. Lau C. Early introduction of oral feeding in preterm infants. Pediatrics. 110(3), 2002, 517-22.
28) Pickler RH. Best A. Crosson D. The effect of feeding experience on clinical outcomes in preterm infants. J Perinatol. 29(2), 2009, 124-9.
29) Furman L. Minich N. Efficiency of breastfeeding as compared to bottle-feeding in very low birth weight (VLBW, <1.5 kg) infants. J Perinatol. 24(11), 2004, 706-13.
30) Furman L. Minich N. Hack M. Correlates of lactation in mothers of very low birth weight infants. Pediatrics. 109(4), 2002, e57.
31) Golonka NR. Hayashi AH. Early "sham" feeding of neonates promotes oral feeding after delayed primary repair of major congenital esophageal anomalies. Am J Surg. 195(5), 2008, 659-62.
32) Blaymore Bier JA. Ferguson AE. Morales Y. Breastfeeding infants who were extremely low birth weight. Pediatrics. 100(6), 1997, E3.
33) Nyqvist KH. Shödén PO. Ewald U. The development of preterm infants' breastfeeding behavior. Early Hum Dev. 55(3), 1999, 247-64.
34) Dougherty D. Luther M. Birth to breast--a feeding care map for the NICU：helping the extremely low birth weight infant navigate the course. Neonatal Netw. 27(6), 2008, 371-7.
35) Nyqvist KH. Ewald U. Infant and maternal factors in the development of breastfeeding behaviour and breastfeeding outcome in preterm infants. Acta Paediatr. 88(11), 1999, 1194-203.
36) Smillie C. Baby-led Breastfeeding：THE Mother-Baby Dance. Los Angeles, Geddes Productions, 2007(DVD).
37) Schore AN. Attachment and the regulation of the right brain. Attachment & Human Development. 2(1), 2000, 23-47.
38) Kliethermes PA. Cross ML. Lanese MG. et al. Transitioning preterm infants with nasogastric tube supplementation：increased likelihood of breastfeeding. J Obstet Gynecol Neonatal Nurs. 28(3), 1999, 264-73.
39) Collins CT. Ryan P. Crowther CA. et al. Effect of bottles, cups, and dummies on breast feeding in preterm infants：a randomised controlled trial. BMJ. 329(7459), 2004, 193-8.
40) Mizuno K. Kani K. Sipping/lapping is a safe alternative feeding method to suckling for preterm infants. Acta Paediatr. 94(5), 2005, 574-80.
41) Elizabeth Jonesほか編．エビデンスに基づく早産児の栄養管理．板橋家頭夫監訳．東京，メジカルビュー社，2007，198p.
42) 大山牧子．NICUスタッフのための母乳育児支援ハンドブック．第2版．大阪，メディカ出版，2009，236p.
43) 大山牧子．母子分離状態での母乳育児の保護・推進・支援 その2：1週間目にどのような支援をすれば1ヶ月時の搾乳量を維持できるか〜母親へのアンケート結果より．日本未熟児新生児学会雑誌．21(3), 2009, 534.
44) 大山牧子．NICUに赤ちゃんがいるお母さんのための搾乳ダイアリー．大阪，メディカ出版，2008，48p.

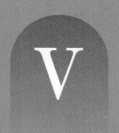

デバイスを用いた直接授乳支援

たんぽぽ母乳育児相談室室長、助産師
国際認定ラクテーション・コンサルタント（IBCLC）
三浦孝子
Miura Takako

1 デバイスの選択

　NICUに入院している児が、経管栄養から経口哺乳へとステップアップしていく過程で、直接授乳とデバイス（母乳育児補助器具）を使用した授乳を併用することは多い。また母親や児の状態によっては、しばらくデバイスを使用した経口哺乳のみを行うこともある。その際に使用されるデバイスは、なるべく児にストレスを与えず、必要な栄養を効果的に摂取でき、さらに直接授乳への移行を妨げないものであることが大切である。

　どのデバイスにも、十分なエビデンスが存在するわけではなく、またそれぞれに有利な点もあれば、不利な点もある。支援者はそれらの特性を熟知した上で、母親の話を傾聴し、母親と一緒に児の状態に合った適切なデバイスを選択し使用しつつ、常にデバイスから直接授乳に移行できるよう支援を継続することが望まれる。また、NICU退院時にまだ補足が必要なときは、母親が適切なデバイスを選択できるように支援する。

1 補足用デバイスの種類

　経口哺乳のための補足用デバイスの種類には以下のものがある。
① カップ、スプーン
② シリンジ、スポイト
③ ニップルシールド
④ ナーシング・サプリメンター
⑤ フィンガー・フィーディング
⑥ スペシャルニーズフィダー（旧ハーバーマンフィダー）とその他の唇顎口蓋裂用乳首
⑦ 通常の哺乳瓶と人工乳首

2 デバイスの選択

1) デバイスの選択で考慮するべき点[1〜2)]

- 支援者の経験
- 児の能力（capabilities）と限界（limitations）
- 母親の解剖と生理（乳房や乳頭の形やサイズ、分泌の程度など）
- 母親や支援者がうまく使用できるかどうか（状況判断処理能力）
- 母親の気持ち

支援者が毎日笑顔で対応するだけで、お母さんは胸の内を話しやすくなり、聴いてもらえたことで、安心します。心をこめて聴くだけで、すでに母乳育児支援が始まっているのです。

2 補足用デバイスの条件[2〜4]

- 安全に使用できる。
- 児の日齢、月齢や発育状況に合っている。
- さらに、児のサイズ、スタミナ（持久力）、体調や成熟度によく合っている[5]。
- 使い方がやさしく、支援者、母親や家族に受け入れられる。
- 清潔が保ちやすい。
- 予測される使用期間において、母親や支援者が実行可能である。
- 児が直接乳房から飲むことを学ぶ助けになる。
- いわゆる「乳頭混乱」「乳頭の選り好み」などを防ぐ。
- コストがかかりすぎない。
- 児へのストレスが少ない。
- 慣れたら十分な量の乳汁が20〜30分で摂取できる。

2 デバイスの使い方

1 カップ、スプーン[1〜13]

カップ、スプーンはどんなケースにも使用できる。

1 有利な点

- 人工乳首を使用しないで補足できる。
- 安価で入手しやすい。
- 使いやすく、母親や家族に教えやすい。
- いわゆる「乳頭混乱」を減らす[1]。
- 低出生体重児の場合、無呼吸や徐脈などの出現においては、少なくとも哺乳瓶と同じくらい安全である[11]。
- 後期早産児、早産児ではカップ授乳することで母乳のみで退院する割合が増加する可能性がある[1]。
- 低出生体重児の場合、こぼす量は正期産新生児より少なかったという報告もある[12]。
- 母子分離の状況で使用するには、哺乳瓶ほどには母乳育児を邪魔せず、フィンガー・フィーディングほどには時間がかからない[7]。

 搾乳した母乳を届けるお母さんたちは、「いつまで」続くのだろうと、緊張したり不安だったり、つらい思いを抱えています。「今日もありがとう！」と笑顔で心からお母さんに感謝の気持ちを伝えましょう。

カップ授乳・スプーン授乳

【カップ授乳】

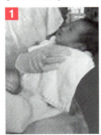

児が覚醒していて落ち着いていることを確認する。児を少なくとも45〜60°以上になるように、やや立てて抱く。児の手がカップなどに触れないように、手がよく動く児は、全身をタオルでしっかりくるむ。

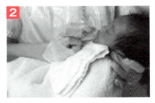

タオルでくるまれて落ち着いた児。

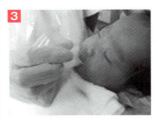

搾母乳あるいは人工乳が半分くらい入ったカップ、スプーンを児の下唇にそっとのせ、乳汁が上唇に触れ口に入るところまで傾ける。決して唇に押し付けない。

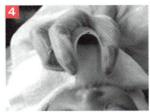

児がすすっている間は上唇に触れる部分に常に乳汁があるようにする。

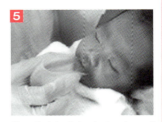

児の飲みに合わせて、カップを傾けたり休んだりする。

【スプーン授乳】

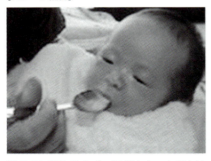

児の口に流し込まず、児がすすったりなめたりするのを待つ。直接授乳困難な産後間もなくの児には、授乳のたびに約0.5ccずつをスプーンで与えることができる。0.5ccはスプーンでひとすすりするのにちょうどよい量である[14]。

【さまざまなカップやスプーン】

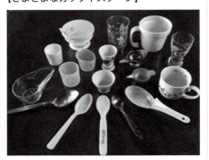

素材が安全で、洗浄も消毒も簡単にでき、児が受け入れられるものを選ぶ。

♥ NICUに入院したばかりの赤ちゃん。たくさんの痛い処置を受けたかもしれない赤ちゃん。赤ちゃんに触れる前に、「よ〜くがんばってるね」と目を注ぎ、声をかけて、ゆっくりやさしく触れてあげましょう。

【さまざまなパターンのカップ授乳】

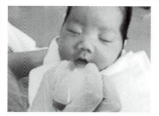
低出生体重児は舌を使ってなめるように飲む。

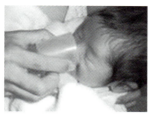
薬杯を使ったカップ授乳。児の飲みに合わせて、カップを傾けたり休んだりする。

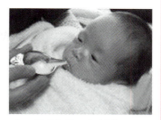
パラダイを使った授乳。こぼす量が少なく、児の満足度が高い[11]。

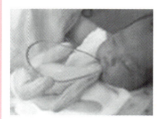
パラダイに似た形状のスウェーデン製カップを使った授乳。

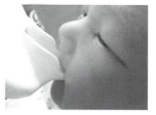
側面に立ち上がりのあるフィーディングカップ®での授乳。こぼす量が少ない。

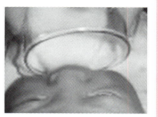
直接授乳ができるようになって退院してからも、母親の不在時には家庭にあるコップを使用できる。また災害時、ライフラインが使えない場合は紙コップ授乳ができる。

【ソフトカップによる授乳】

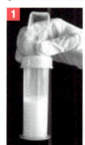
1 カップ面を上に向け、パッドの両側を押して空気を抜く。

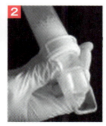
2 圧迫したままカップ面を下向きにし、指を緩めるとカップの中に乳汁が流れ込む。

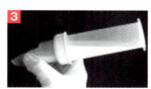
3 鉛筆を持つように把持し、やや角度をつけることで、自動的にカップ先端に乳汁が満たされる。

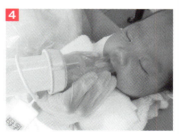
4 児の飲みに合わせて与える。決して流し込まない。

> お母さんが気持ちよく後ろに寄りかかり、胸に赤ちゃんを抱いてリラックスするだけで、オキシトシン分泌が高まり、母乳の流れがよくなります。プライバシーを配慮して、「癒し空間」づくりをお手伝いしましょう。

2　不利な点

- 摂取量が増えると、何度も注ぎ足す必要がある。
- カップは哺乳瓶と比べると、少量しか摂取できず時間がかかる[12]。
- こぼれやすい。
- 児が「吸啜」を学びにくい。
- カップだけを長期間使用すると、顔の筋肉の十分な発達が妨げられる可能性がある[5]。

3　注意点

正確な哺乳量を把握するために、授乳に使用するスタイの重さをあらかじめ測り、使用後に再測定して、こぼした量も算出する。また、児の体重増加傾向をこまめに観察する。

2　シリンジ、スポイト[1〜5, 10, 13]

ディスポーザブル注射器にソフトフィダーや5F栄養カテーテルをつけてフィンガー・フィーディング（後述）を行うか、直接授乳しながら、児の口角からシリンジで補足する。あるいは、先端に何もつけないで、滴下法として使用する。滴下法は、児が吸着しているのに吸啜しようとしない場合に、シリンジで乳房の上方から乳汁を少量た

シリンジ・スポイトによる授乳

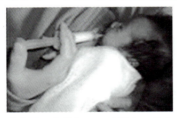

① 乳房に吸着している児の口角から、シリンジに付けたチューブかソフトフィダーの先端を挿入する。先端は乳房に触れる。児が吸啜したらごく少量（0.25〜0.5CC）の乳汁を口内へ移行させる。
② 最初は児が吸啜→少量移行、吸啜→少量移行とする。
③ 児が慣れてきたら、吸啜・吸啜→少量移行、吸啜・吸啜→少量移行あるいは吸啜・吸啜・吸啜→少量移行といった具合に進めていく。
（写真はソフトフィダーを使用）

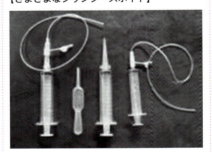

【さまざまなシリンジ・スポイト】

左から5Fソフト栄養チューブをつけたシリンジ、スポイト、ソフトフィダーをつけたシリンジ、ハードタイプ栄養カテーテルをつけたシリンジ

> カンガルー・マザー・ケアから、直接授乳できるようになるまでには、大きな個人差があります。Skin to skin contact（STS）をたくさんすればするほど早道。安全で安心なSTSができるよう見守ってあげましょう。

らし、吸啜を誘う方法である。また、退院後に家庭で行うときは、薬用スポイトで代用することができる。

　以下のようなケースに使うことができる。
- 哺乳の意欲がまだ出ていない児
- 効果的な吸啜が見られない児、眠りがちな児

1　有利な点
- 人工乳首を使用しないで補足できる。
- 調和がとれていない口腔と舌の動きを発達させるのを助ける可能性がある（指や乳房で使用する場合）。
- 規則的な吸啜により乳汁が得られることを児が学べる（指や乳房で使用する場合）。

2　不利な点
- 練習するのも教えるのも、より複雑で、取り扱いはやや煩雑である。
- 児も母親もこのデバイスに頼るようになる。
- 児に対し、やや押し付けがましい方法である。

3　注意点
児の口腔内にシリンジで乳汁を直接注入しない方がよい。

3　ニップルシールド[1〜6, 15〜17]

　薄いシリコンのニップルシールドは、適切に使用することで哺乳量を増加させる[18]。

　ニップルシールドは、以下のようなケースで使うことができる。ただしどの場合も、使用を考慮するのは乳汁生成Ⅱ期以降で、母乳分泌は良好であることが重要である。
- 乳房から直接、まだ十分飲めない早産児[17]
- 吸着がうまくいかない児[17]
- 母親が陥没乳頭や扁平乳頭で吸着が困難なとき

1　有利な点
- 補足のために哺乳瓶を使わずに授乳できる。
- 他の補足方法より直接授乳に移行しやすい。
- 母乳分泌が少ないときでも、ニップルシールドで乳房に適切に吸着できるときは、ナーシング・サプリメンターをシールドの中や外側にセットして授乳できることもある。

Ⅴ　デバイスを用いた直接授乳支援

♥　赤ちゃんが入院するとお母さんは自分を責めることが多いです。「お母さん、赤ちゃんのためにあなたがここにいてくれてありがとう」と伝え、お母さんが前向きになれるようにしてあげましょう。

ニップルシールドを用いた授乳

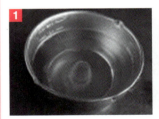
使用前に熱湯にくぐらせると、軟らかくなってなじみやすくなり、消毒を兼ねる。

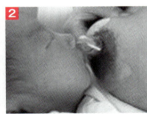
ニップルシールドは切り込みのあるものを使用し、切り込みが児の鼻側になるようにセットする。

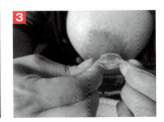
ニップルシールドを中表に折り返し、やや引っ張り気味に乳頭の中心にかぶせ、丁寧に乳頭乳輪に密着させる。

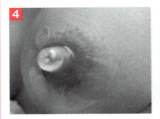
乳頭にフィットさせる（陥没・扁平乳頭の場合、シールド内に乳頭が引き込まれている）。乳汁がシールド内に溜まっていると児が受け入れやすい。

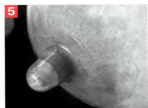
少量の乳汁や滅菌水をニップルシールドの装着面につけておくと密着させやすく、手で押さえていなくても授乳できる。

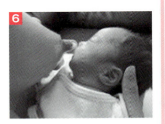
乳頭を児の鼻の方向へ向けて、鼻から上唇にかけて乳頭でなで、児が大きな口を開けるように促す。

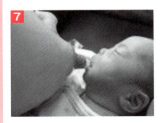
児が口を大きく開け、ニップルシールドをつけた乳頭を深くとらえるようにする。

【ニップルシールドからの離脱方法】

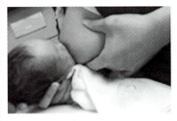
児が適切な吸啜を始めたら数分以内に、すばやくニップルシールドをはずし、乳頭乳輪がその形を保っている間に直接授乳に切り替える[2, 5]。
母と児が、ニップルシールドがなくても自信を持って直接授乳ができるようになるまで、支援者はフォローアップするべきである。

NICU入院中も退院後も子育てに悩みはつきません。「どんなささいなことでもご相談くださいね！ いつでも待ってます」。その一言がお母さんたちに安心を与え、勇気づけることができます。

【ニップルシールドを使用した際の適切な吸着・不適切な浅すぎる吸着】

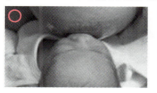
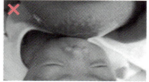
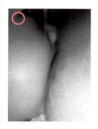
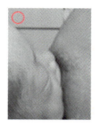
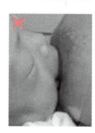

【不適切なニップルシールド】

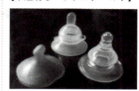

普通の人工乳首、厚い天然ゴム（ラテックス）製シールドなどを使用すると、母乳分泌量を減らす。

2　不利な点

- 適切でない製品（普通の人工乳首、人工乳首の形状をしているもの、厚みのある乳頭保護器など）を使用すると母乳分泌量が減少し、児が適切な吸着を覚えない。
- 分泌の少ない乳汁来潮前の産後3〜4日までに使うことによって、その後の母乳分泌に悪影響を及ぼす可能性がある[16]。
- 児も母親もこのデバイスに頼るようになる。

3　注意点

- 必ず哺乳量を測定する。ニップルシールドでの授乳が、直接授乳よりも乳汁移行が多い場合のみ使用を考慮する。
- 早くニップルシールドなしで飲ませようと、母親を焦らせない。修正40週の頃まで使用することで良好な体重増加が得られることがある[2]。
- 薄いシリコン製を選ぶ。天然ゴム製は、児の吸啜パターンを変え、母乳量を減らすことが報告されている。
- 児の鼻がシールドに触れないよう、また児が乳房や乳汁のにおいを感じられるよう、上部に切り込みの入ったタイプを使用する。
- 唇顎口蓋裂の児にニップルシールドを使用すると、小さな裂であればシールドでふさぐことができ、乳房でより長く吸啜する可能性がある[5]。
- ニップルシールドを使用する場合は、経験ある母乳育児専門家が定期的にフォローし、児の体重増加が適正であり、母乳分泌が減少していないことを確認する。またニップ

「いつかあなたのおっぱいを直接飲んでくれるようになります」。その時がはるか遠いように感じられるかもしれないけれども、1日1日近づいていることを話してあげましょう。

ルシールドでの授乳後には必ず搾乳し、母乳分泌の減少を予防する[5, 16]。
- 乳頭の損傷や痛みに対しては、ニップルシールドは問題を解決しない。他の基本的な支援を最優先する[18]。

4 ナーシング・サプリメンター[1~4, 6~8]

　Feeding-tube deviceあるいはLact aidと呼ばれることもある。児に乳房での適切な吸着・吸啜を促し、同時に補足も行う。直接授乳を行っても乳汁摂取量が少ない場合にナーシング・サプリメンターを使用することで、乳房からの乳汁と同時に補足することができる。手作りしたものか、SNS母乳哺育補助システムを使用する。

1) 有利な点
- 人工乳首を使用しないで補足できる。
- 児が乳房で補足を受けながら、適切な吸着・吸啜を練習できる。
- 補足を行っているときも、母親は直接授乳を継続できる。
- 補足と同時に吸啜刺激を受けるので、母乳分泌が良くなる可能性がある。
- 乳汁分泌がごく少ない場合でも児が乳房を受け入れる。

2) 不利な点
- 練習するのも教えるのも、より複雑で、取り扱いはやや煩雑である。
- やや高価である。
- 使用後の洗浄に時間がかかる。
- 児も母親もこのデバイスに頼るようになる。
- 慣れるまでの間、乳房とチューブを同時に児に含ませるのが難しいことがある。
- 母親が固定用テープでアレルギーを起こすことがある。

3) 注意点
- 準備に時間がかかるので、児の空腹の早めのサインが出る前に準備してから行うようにすると、母親も児も落ち着いてできることが多い。
- チューブは詰まりやすいので、使用後すぐ水洗いし、次に洗剤を溶かした温湯を通し、十分にすすぐ。
- SNS母乳哺育補助システムの場合はすべての部品を毎回はずしてよく洗浄する。
- チューブが折れないよう乳房にセットする。
- 乳頭の下にチューブをセットしてasymmetrical latch[9]で吸着すると、児は下唇と舌でチューブと乳頭乳輪をうまくとらえて吸着するとの報告もある[2]。

笑いは鎮痛快感作用（幸福感）を持つ脳内伝達物質エンドルフィンを分泌します。笑いを忘れてしまったお母さんがいたら、支援者がお母さんと赤ちゃんを笑顔でほめましょう。笑いが伝播し、自信がもてるようになります。

ナーシング・サプリメンターを用いた授乳

【ナーシング・サプリメンターの種類】

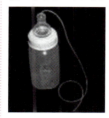
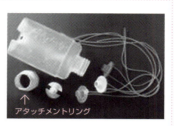

手作りのもの
SNS母乳哺育補助システム
太いもの（透明）から細いもの（赤色）まで、3サイズのチューブがある。児に合わせて選ぶ。アタッチメントリング（矢印）の溝にチューブをはさんで、乳汁がもれないようにする。

↑アタッチメントリング

【手作りナーシング・サプリメンター】

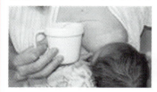
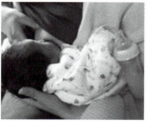
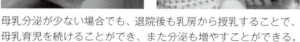

乳汁を入れた容器にチューブや栄養カテーテルをセットして授乳する。

母乳分泌が少ない場合でも、退院後も乳房から授乳することで、母乳育児を続けることができ、また分泌も増やすことができる。

【ナーシング・サプリメンター（SNS母乳哺育補助システム）】

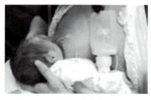
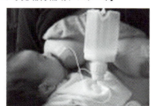

吸啜の弱い児の場合、チューブは太めのものを使い、ボトルの位置を高くする。さらに流れを良くするため、反対側のチューブもアタッチメントリングの溝からはずし、片側のチューブはボトルにテープで止めておく。

むせる児や退院後の児は、一回り細いチューブに切り替えたり、ボトルの位置をやや低めにする。片側のチューブはアタッチメントリングの溝に挟み、流れを止めておく。

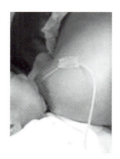

母乳分泌が少ないときでも、ニップルシールドで乳房に適切に吸着できるときは、ナーシング・サプリメンターをシールドの中にセットして補足しながら授乳できる。

赤ちゃんを胸に抱き、おっぱいをふくませながらお母さんの手には飲み物や食べ物。赤ちゃんもお母さんもお腹が満ちることが大切です。退院後の生活の工夫を入院中から少しずつ伝えてあげましょう。

【ナーシング・サプリメンターの装着】

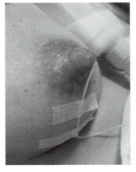
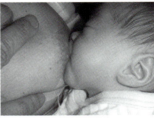
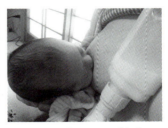

チューブを乳頭の下にセットすると児は下唇と舌でチューブと乳頭乳輪をうまくとらえて吸着することもある。このように装着すると、上からチューブは見えない。

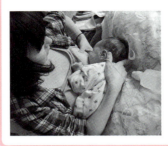

ナーシングサプリメンターを使用したリクライニング授乳。デバイスを使用しても、直接授乳と同じようにリラックスして母と子が密着することができる。

- 吸啜の弱い児には太めのチューブを使い、容器の位置を高くし、SNS母乳哺育補助システムの場合は反対側のチューブもアタッチメントリングの溝からはずして空気孔をつくり、流れをよくする。
- むせやすい児の場合は、上半身を起こしぎみに母親の胸に抱き、ボトルの位置をやや低くして、細めのチューブを使うようにする。
- 準備してから授乳が終わるまでを1時間以内を目安に始め、慣れてきた頃、児が1回の必要補足量を20分くらいで飲み終えることができるようにする。
- チューブだけを吸おうとする児には、やや乳頭の先端から引いた位置にセットする[6]。短すぎるとはずれやすいので、歯茎を超える程度の長さとする。長すぎると児が嫌がることがあるので、何度か試して児がストレスなく受け入れる方法を見つける。
- 最初は母親一人で行うことが難しいかもしれない。退院後も使用することが考えられるときは、協力してくれる家族も一緒に練習に加わってもらうとよい。

5 フィンガー・フィーディング[1〜6]

授乳する人の指に固定したチューブや、指に添わせて挿入したシリンジで補足する方法である。口腔と舌の動きの調和を促進することができる可能性があるといわれており、

「おっぱいつらくてもうやめたいの」「まあそれはつらいね」「赤ちゃんが泣いてばかり、どうしていいかわからない」「○○さん、電話ありがとう。もう少し詳しく聞かせてくれる？」。電話してくれて。ほんとに感謝。

フィンガー・フィーディング

【シリンジで指から授乳】

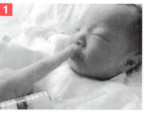
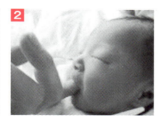
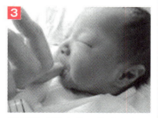

1. 児の上半身を起こした体勢をとり、直接授乳のときのように鼻から上唇にかけて、指でやさしくなでる。両親以外の人が行うときは必ず指サックやゴム手袋を装着する。

2. 口を開けたら、すばやく、しかしやさしく、指腹を上にして挿入する。最初から深く挿入しない。

3. 児が強く指を吸い始めたら口蓋に沿って指をゆっくりと軟口蓋と硬口蓋の境目まで入れる、児が嫌がったらすぐ指を止めるか、一度はずしてもう一度挿入する。上下の唇を外側にめくる。

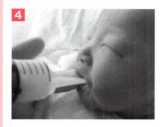

児の口角から指に沿って栄養カテーテルやソフトフィダー、あるいはスポイトを数mm入れ、児が適切に吸啜するたびに、ごく少量を口内へ移行させる。デバイスの先端は支援者の指に密着していることを確認することで、児の口腔内を傷つけない。乳汁移行の方法はシリンジの項を参照のこと。

【SNSを使ったフィンガー・フィーディング】

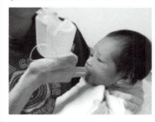
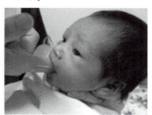

以下のような吸啜に障害を持つ児のトレーニングに用いられることもあるが、現在のところエビデンスはない。

- 口唇のしまりが悪く、人工乳首でもうまく吸啜できないなど吸啜障害のある児[5]
- どうしても児が乳房を受け入れないとき
- 眠りがちで吸啜できないとき
- 不適切な吸着で母親の乳頭を傷つけてしまうとき（他の方法を試しても効果がないとき、吸着と吸啜の練習のために短期間使う）

> ! 院内にお母さんたちのサークルをつくりましょう。この間まで悩みいっぱいだったママが、数カ月後にはすっかり先輩ママ。ママからママへのサポートは効果的です。傾聴してもらえるだけで、悩みが軽くなります。

1) 有利な点

- 人工乳首を使用しないで補足できる。
- 指から飲むためには、児は舌を下げ、歯茎を超えて前に出して、口を大きく開け顎を前に出し続けるので、哺乳瓶に比べると乳房から飲むのに似ている[7]。

2) 不利な点

ナーシング・サプリメンターやシリンジの不利な点と同様の内容に加え、以下の点が挙げられる。

- 大人の指を吸うことで顎の動きが小さく弱くなる可能性がある。
- 乳房から飲むのにより近いということを支持できるだけのエビデンスになく、安全性についてもエビデンスがあるわけではない[5]。

6 スペシャルニーズフィダーとその他の唇顎口蓋裂用乳首[8, 18〜26]

スペシャルニーズフィダー（旧ハーバーマンフィダー）は口蓋裂児を持った母親によって発明された人工乳首で、乳首先端のスリットと弁により、乳汁の流出量が、児の吸啜・嚥下・呼吸のリズムに合わせて細かく調節できる。直接授乳が困難な以下のような場合に使用することができる。

- 唇顎口蓋裂児
- ピエール・ロバン症候群の児
- 神経学的な問題を持った児
- 早産児
- 筋緊張が低い児
- ダウン症候群
- 吸啜の弱い児、呼吸障害を持つ児

1) 有利な点

- 空気が弁の通気孔からびんに入るので、乳汁は一定の流量で一方向に流れる。
- 児の吸啜能力に応じて、乳汁の流れを3段階に調節できる。
- 最大流出量でも効果的に飲み取れないときは、乳首側面を圧搾し摂取量を増やすことができる。
- 乳首が長いので、硬口蓋と軟口蓋の境目を刺激することができる。

「かつて片側の手のひらサイズだった小さな赤ちゃんが、2年たって、今は元気いっぱい保育園生活しているんですよ〜」などと伝えることで、前向きになれるお母さんもいらっしゃいます。

スペシャルニーズフィダーを用いた授乳

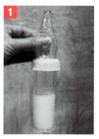 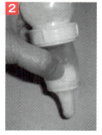 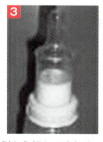 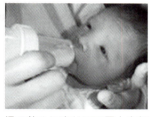

①ソフトカップと同じく乳首を上にして両側から押して空気を抜く。
②圧したまま乳首を下に向けて指を緩めると乳首に乳汁が流れ込む。
③逆流防止弁がついているので、乳首の乳汁はボトルに戻らない。

児の飲みに応じて口唇中央部分に左下の写真の縦の線を合わせる。写真は中の流出量で授乳中である。「流出大」を使ってもうまく飲めず時間がかかってしまう場合は、ゆっくり乳首の両側を押して流出量を多くすることができる。

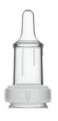

乳首の縦の線を選んで児の口唇中央に向ける。左から流出大、中、最小。乳首先端のスリットと線を直角にした場合が流出大となる。

※鼻腔への漏れ、耳管への逆流、誤嚥などを防止するため、授乳時、少なくとも45〜60°以上のやや立て抱きとする。また、授乳中は児の表情をよく観察し、少しでもストレスサインが見られたら中止して、児が落ち着いてから再開する。

※母親が授乳するときは、可能なら直接授乳に近い乳房の位置に児を抱いて、乳房の匂いに触れながら行うとよい。

流れを調節するスリット

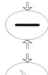 1 流出 最小 スリットが水平方向

 2 流出 中 スリットが斜め向き

 3 流出 大 スリットが縦方向

スペシャルニーズフィダー乳首先端のスリットと流出量との関係を示す。

【その他の唇顎口蓋裂用乳首】

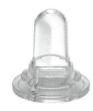 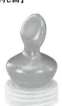 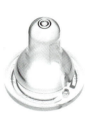 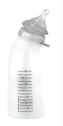

左よりピジョン口唇口蓋裂用哺乳器、NUK口蓋裂用乳首、ジュクス口蓋裂用乳首、コンビ口唇口蓋裂用哺乳瓶

V デバイスを用いた直接授乳支援

搾乳してチューブやコップ、哺乳瓶を使っていると、準備、洗浄、消毒まで大変です。支援者のいたわりの声かけで、お母さんたちは、いつか、抱っこして直接授乳だけになれることを目標に日々を過ごせます。

2　不利な点

人工乳首なので、いわゆる「乳頭混乱」を起こす可能性がある。

3　その他の唇顎口蓋裂用の人工乳首[18]

口唇裂単独例では、多くの場合、直接授乳が可能であるが、口蓋裂合併例では哺乳困難なことが多い。スペシャルニーズフィーダーを使用しても摂取量が増えない場合には、その他の口蓋裂用乳首も試してみる。

1）ピジョン口唇口蓋裂用哺乳器

以前、P型といわれたもの。シリコンゴム製。軟らかく、片側が厚く反対側が薄く、舌で軽く押しつぶすだけで乳汁が出る。空気の逆流防止弁がある。

注意：付属のボトルは非常に軟らかく、押すと流出量を増やせるが、流し込むような哺乳となるために、長期使用は避ける。児の発達や口蓋形成術後の状態に合わせ、他の乳首などに変えていく。

2）NUK口唇口蓋裂用乳首

乳首のゴム部分が大きく、慣れないと使いにくい。児に合わせて、穴を開ける場所、穴の大きさ、個数などを自由に調整できる。乳首を口や舌で押しながら飲む。

注意：天然ゴム（ラテックス）製のものはアレルギーの心配がある。またゴムの臭いを児が嫌う可能性がある。

3）ジュクス口蓋裂用乳首

シリコンゴム製で上下に厚みがあり、左右は薄くなっているので、上下につぶしやすく、吸引が弱くても哺乳しやすい。空気弁あり。

4）コンビ口唇口蓋裂用哺乳瓶

口蓋床を付けた児に授乳しやすい形状の哺乳瓶。口腔周囲筋の発達を促し、裂のない児と同様の哺乳を目指すため、特殊な乳首ではなく、一般乳児用乳首を装着する。ボトル部分が軟らかく、個々の児の発達や口唇口蓋裂の程度に合わせ流出量を調整できる。

7　通常の哺乳瓶と人工乳首[2〜4, 6, 21]

母乳育児に移行することを考えると、哺乳瓶と人工乳首の使用は避けたい。しかし、直接授乳で摂取量が増加せず、他のデバイスでも同様に時間がかかりすぎるときには、哺乳瓶の使用を考慮することになる。

1　選ぶ条件

・流出が緩やかな、軟口蓋と硬口蓋の境目まで達する長い人工乳首で、さらに、児に大

乳房乳頭に近づくけれど、吸着・吸啜してくれないときは、支援者もお母さんも焦らず、赤ちゃんペースで「赤ちゃん時間」を過ごしましょう。赤ちゃんを胸に抱き気持ちよくしてあげるだけ。

きな口を開けさせるためになるべく基部の広いものがよいとされているが、どの人工乳首も直接授乳を阻害しやすい[22]。

- 硬いものよりはより軟らかいものを選ぶ。

2　有利な点

乳汁移行が速い。

哺乳瓶と人工乳首を用いた授乳（Kassing Method）

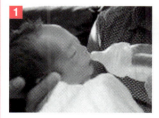

1 やや立てて抱いた児の鼻から上唇あたりを乳首でなでて口を大きく開けさせる。

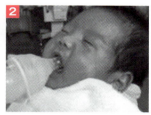

2 児が自ら大きな口を開け乳首をとらえるようにする。決して口に乳首を押し込んではならない。

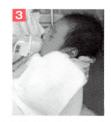

3 児の姿勢はやや立てて抱き、授乳のときに水圧がかからないように、哺乳瓶は水平に近く把持する。

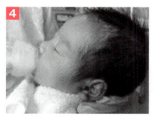

4 人工乳首のときにも直接授乳と同じように大きな口を開けていることが大切である。

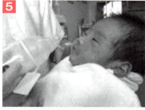

5 もし児の吸啜が早く、呼吸しないときは、3～4回の吸啜で哺乳瓶を下げてはずし、息継ぎのための呼吸を促す。

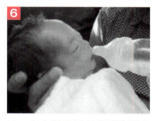

6 いったん児の口から哺乳瓶をはずし再び授乳するときは、口を開ける、探すなどの児のサインを待つ。

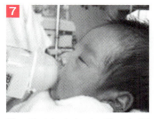

7 児の飲みに合わせて徐々に児を後方に、ビンを上方に、空気を嚥下しない程度に傾けていく。

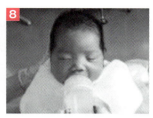

8 口を大きく開け、唇は外にめくれていることを確認する。

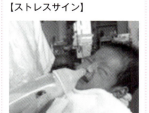

【ストレスサイン】
ストレスサインが見られたときはいったん休止する。

ホ、ホ、ハハハ！ ホ、ホ、ハハハ！ 手拍子しながら、赤ちゃんの顔をのぞきこみましょう。ほ〜ら、泣きやんだ♥

3 不利な点

- 乳汁移行が速すぎる。
- 細口の人工乳首は児が大きい口を開けて飲もうとすることを妨げる。
- いわゆる「乳頭混乱」（哺乳瓶慣れ）について、はっきりしたエビデンスは報告されていない。しかし適切な吸着や吸啜ができなくなったり、哺乳量の減少や乳頭痛を引き起こしたりする事例が報告されている。
- 児が母乳を飲むために必要な自然な一連の適応反射（探索、開口、吸啜反射など）の出現と成熟が阻害される。児の一連の自然な反射の成熟には臨界期間があり、人工乳首を吸啜するとその機会が失われ、異常な反射機構が強化される可能性がある[16, 22]。
- 人工乳首の使用が児の吸啜の学習を阻害する可能性があることを示す報告がある[17]。
- 一部の児では動態的な理由だけでは説明できずに、人工乳首を好むようになる[17]。

4 注意点

- もし児の吸啜が早く、呼吸しないときは、3～4回の吸啜で哺乳瓶を下げてはずし、息継ぎのために呼吸を促す[23]。ストレスサインが見られたときも、いったんはずして休止する。
- 息継ぎの調節は個人差を考慮する。
- いったん児の口から乳首をはずし再び吸着させる際は、児のサイン（探す、口を開けるなど）を待つ。

●

　NICUにおいても、健康な母と子と同様に、直接授乳やデバイスからの授乳のときは、児の飲みたいサインに合わせ、児が快適で安心できるポジションをとることが大切である。そうすると、児は自ら飲もうとするしぐさをみせたり、口をより大きく開けようとしたりする。「baby led breastfeeding」つまり「赤ちゃん主導の母乳育児」[24] である。

　また、リクライニング授乳（biological nurturing / laid back breastfeeding）と呼ばれる、母親が深く後ろに寄りかかり児を胸にのせる授乳方法も、後期早産児でアクティブな授乳がより長時間見られたことが記されている[25, 26, 27]。

　デバイスの選択を考えているときも、座位からリクライニング授乳に切り替え、母と児が密着し、心地よく一緒にいる様子を見守っている間に、いつの間にか児が乳房に向かい、吸着を試みようとすることは多い。

　母と子が直接母乳育児できるようになるまでの間、あるいはそれが結果的に困難な場合にも、母と子が持っている力を最大限に引き出すことができるように、母親が自信を

持って育児ができるよう支援を継続していくことが大切である。

参考文献

1）Hughes VI. "Breastfeeding devices and equipment". Core Curriculum for Lactation Consultant Practice. 3rd ed. Walker M. et al., eds. Massachusetts, Jones and Bartlett Publishers, 2013, 643-73.
2）Mohrbacher N. Stock J. "The use of breast pumps and other products". Breastfeeding Answer Book. Illinois, La Leche League International, 2003, 633-67.
3）The Academy of Breastfeeding Medicine. Protocol #3 : Hospital Guidelines for the Use of Supplementary Feedings in the Healthy Term Breastfed Neonate, Revised 2009.（多田香苗訳．ABM臨床指針第3号．母乳で育てられている健康な正期産新生児の補足のための病院内での診療指針．http://www.jalc-net.jp/dl/ABM_3_2010.pdf［2015.7.10］）
4）The Academy of Breastfeeding Medicine. Clinical Protocol #10 : Breastfeeding the Late Preterm Infant(340/7 to 366/7 Weeks Gestation)(First Revision June 2011).（ABMプロトコル第10号．後期早産児〈在胎34週0日-36週6日〉の母乳育児〈2011年6月改訂第1版〉．http://jalc-net.jp/dl/ABM10Final.pdf［2015.8.31］）
5）Wilson-Clay B. Hooveret K. "Alternative feeding methods". The Breastfeeding Atlas. 5th ed. Massachusetts, Jones and Bartlett Publishers, 2013, 116-26.
6）Riordan J. "Low intake in the breastfed infant : maternal and infant considerations". Breastfeeding and Human Lactation. Massachusetts, Jones and Bartlett Publishers, 2015, 359-404.
7）Newman J. Pitman T. "Not enough milk". The Ultimate Breastfeeding Book of Answers. New York, Three River Press, 2006, 60-99. http://www.breastfeedinginc.ca/content.php?pagename=information［2015.8.31］
8）ラ・レーチェ・リーグ・インターナショナル．"よくおきるトラブル"．だれでもできる母乳育児．大阪，メディカ出版，2000，117-60．
9）Glover R. The Key To Successful Breastfeeding/. http://www.rebeccaglover.com.au/［2015.8.31］（NPO法人日本ラクテーション・コンサルタント協会編．"授乳支援の基礎"．母乳育児支援スタンダード．第2版．東京，医学書院，2015，161-74）
10）Riordan J. "Perinatal and Intrapartum Care". 前掲書6. 227-70.
11）Malhotra N. Vishwambaran L. Sundaram KR. et al. A controlled trial of alternative methods of oral feeding in neonates. Early Hum Dev. 54, 1999, 29-38.
12）Dowling DA. Meier PP. DiFiore JM. et al. Cup-feeding for preterm infants : mechanics and safety. J Hum Lact. 18(1), 2002, 13-20.
13）大山牧子．"欲しがるサインに合わせた授乳と退院計画"．NICUスタッフのための母乳育児支援ガイドブック．第2版．大阪，メディカ出版，2010，113-21．
14）Lawrence RA. Lawrence RM. "Practical management of the mother-infant nursing couple". Breastfeeding : A Guide for the Medical Profession. 7th ed. Maryland Heights, Mosby/Elsevier, 2011, 232-82.
15）WHO. Evidence the Ten Steps to Successful Breastfeeding. Geneva, WHO, 1998, 74.
16）Newman J. Pitmanet T. "Causes of Latch Problems". The Latch and Other Keys to Breastfeeding Success. Texas, Hale Publishing, 2006, 61-93.

17) Meier PP. Nipple Shields for preterm infants effect of milk transfer and duration of breastfeeding. J Hum Lact. 16(2), 2000, 106-14.
18) 土佐泰祥, 保阪善昭. "口唇口蓋裂を持った赤ちゃんに対する栄養管理". 周産期の栄養と食事 新生児編：合併症を持った児の栄養管理. 周産期医学35増刊. 2005, 567-70.
19) 大山牧子. "唇顎口蓋裂・小顎症を持つ赤ちゃんの母乳育児：赤ちゃんとお母さんへのさまざまな援助". 前掲書13. 134-50.
20) Mohrbacher N. Stock J. "Health problems-baby". 前掲書2. 327-69.
21) Kassing D. Bottle-Feeding as a Tool to Reinforce Breastfeeding. J Hum Lact. 18(1), 2002, 56-60.
22) Noble R. Bovey A. Therapeutic teat use for babies who breastfeed poorly. Breastfeed Rev. 5, 1997, 37-42.
23) Law-Mardtatt L. Pacing as a treatment technique for transitional sucking patterns. J Perinatol. 23, 2003, 483-8.
24) Smillie CM. DVD : Baby led Breastfeeding…The Mother-Baby Dance. California, Geddes Production, 2007.
25) Colson S. Biological Nurturing/Laid Back Breastfeeding. http:/www.biologicalnurturing.com/ ［2015. 8. 31］
26) Colson S. DeRooy L. Hawdon J. Biological Nurturing increases duration of breastfeeding for a vulnerable cohort. MIDIRS Midwifery Digest. 13(1), 2003, 92-97.
27) Colson S. What Happens to Breastfeeding When Mothers Lie Back? : Clinical Applications of Biological Nurturing. Clinical Lactation. 1, Fall, 2010, 9-12. http://www.biologicalnurturing.com/assets/Colson%20CL%20Vol%201-1.pdf［2015. 8. 31］

　本稿を作成するにあたり、たくさんの赤ちゃんとお母さん、お父さんに写真撮影にご協力いただきました。また、国際医療福祉大学病院のNICUと産科の皆様に多大なるご協力をいただきました。心から感謝いたします。
　筆者は、時として搾乳器が必要なお母さんの支援を行うにあたり、メデラ社レンタルステーションをしています。業務を行うにあたり利益相反を起こさぬよう「母乳代用品のマーケティングに関する国際規準」を遵守し、また、国際認定ラクテーション・コンサルタント（IBCLC）として、「IBCLCの職務行動規範」を守っています。また、この文章に書かれている製品の製造販売会社との利益相反はありません。

※手作り用フィーディング・チューブの入手先
・シリコンチューブ　内径0.7×1.5mm（食品衛生法合致品）　150円/1m（税込み）
東急ハンズ素材コーナー(渋谷、江坂、町田、池袋、三宮、新宿、札幌、心斎橋、川崎、北千住、ららぽーと横浜、梅田、京都) にて取り扱い。なお、取り扱い店舗、販売価格、在庫などは変動する場合がありますので、各店舗にて確認してください。

　本項は「Neonatal Care」22巻7号（2009年）掲載の「経口哺乳②：デバイスを用いた授乳支援」を加筆・修正したものです。

VI

実践例に学ぶ母乳バンクの運用

昭和大学江東豊洲病院小児内科教授
国際認定ラクテーション・コンサルタント（IBCLC）
水野克巳
Mizuno Katsumi

1 母乳バンク運用の背景

1 母乳バンクの必要性とわが国の背景

児の栄養として、その児を出産した母親の母乳（own mother's milk；OMM）が最適であることに疑う余地はない。特に早産児では、母乳の重要性が多くの論文で示されている。もしも医療スタッフの適切なサポートによっても own mother's milk が得られない場合、米国や欧州の学会（米国小児科学会：American Academy of Pediatrics；AAP、ヨーロッパ小児栄養消化器肝臓病学会：European Society of Paediatric Gastroenterology, Hepatology and Nutrition；ESPGHAN）は、認定された母乳バンクから提供される母乳「ドナーミルク」を児に与えるように推奨している。これは、欧米諸国には母乳バンクが設置されているため、「母乳バンクから提供されたドナーミルク」という選択肢があることに基づいている。母親の疾患や状況により own mother's milk が得られない場合も同様に、人工乳よりも母乳バンクから得られるドナーミルクが優先されている。

海外の母乳バンクでは正期産児を出産した母親をドナーとして登録することが一般的である。本来は、早産児には早産児を出産した母親の母乳が適している。正期産の母親の母乳（正期産母乳）と早産の母親の母乳（早産母乳）では蛋白質などの栄養素含量、ならびにサイトカイン、成長因子濃度にも違いがあるからである。にもかかわらず、正期産母乳を処理したドナーミルクであっても、人工乳よりも壊死性腸炎の罹患率を2.5倍低下させる効果がある[1]。それ以外にも、ドナーミルクが早産児や疾患合併児にもたらす恩恵は世界中で認められている。近年、母乳バンクから提供されたドナーミルクも含めて、母乳で育った早産児の予後が改善することも示されている。また、母乳バンクから提供されたドナーミルクは乳児、小児だけでなく、いろいろな疾患を合併した成人に対しても効果があることを示す論文も散見される。さらに、母乳バンクから提供されたドナーミルクは医療費の削減や児の保護者の雇用主への経済的効果もある[2~4]。

わが国には母乳バンクがないため、新生児医療の現場では、児の母親の母乳が得られない場合、「もらい乳」を与える（他の母親の母乳を、処理することなく必要な児に与える）ことが一般的であった。2009年の調査結果でも NICU の1/3[5]、2014年の調査で1/4[6]がもらい乳を行っており、同意書をとっていない施設も散見されている[5]。しかし、

2009年は全国の NICU の1/3が使っていた「もらい乳」ですが、2014年には1/4になっています。つまり、「もらい乳」は使いにくくなっていると考えられますね。

母乳は体液に属しており、感染性の問題からも、もらい乳は推奨される方法とはいえない。

　母乳バンクから提供されたドナーミルクには多くの利点が認められており、日本でも一定の基準を満たした安全なドナーミルクを提供できる母乳バンク設立を期待する新生児科医は3/4にのぼる[6]。現状では、母乳バンクを認定したり、規制したりする制度はなく、運用上のガイドラインも存在しない。そこで、昭和大学江東豊洲病院では、母乳バンクの運用基準（運用上の取り決め）を作成した。この運用基準は、北米のHuman Milk Banking Association of North America（HMBANA）のGuidelines for Establishment and Operation of a Donor Human Milk Bank[7]、欧州のEuropean Milk Banking Association（EMBA）のGuidelines for the Establishment and Operation of a Donor Human Milk Bank[8]、英国のNational Institute for Health and Care Excellence（NICE）のDonor Breast Milk Banks：The Operation of Donor Breast Milk Bank Services[9]、イタリアのItalian Association of Human Milk BanksのGuidelines for the Establishment and Operation of a Donor Human Milk[10]などのガイドラインや論文を参考にし、安全性には最大限の配慮を行うとともに、ドナー選定、母乳の処理ならびに保存・管理、そしてドナー・レシピエントの記録について定め、日本の現状（輸血時のスクリーニング検査ならびに献血できない人や状態など）に沿った内容になるように変更している。

2 母乳バンクにおける安全性の確保

　母乳バンクでは、上述の海外のガイドラインに準じた安全性が保持されている必要がある。当院の運用基準では、レシピエントを感染から守る仕組みが3重に含まれている。
① まずドナーは血清検査により、HIV、HTLV-1、B型肝炎ウイルス（HBV）、C型肝炎ウイルス（HCV）、梅毒をスクリーニングされている。HBV、HCVの感染性が低温殺菌（62.5℃・30分）によって消滅するという研究データはない[注]。一方、HBsAg陽性女性の母乳を低温殺菌（62.5℃・30分）してもB型肝炎ウイルスのマーカーは検出される[11]（参考：HCVは60℃・10時間の加熱処理によって感染性がなくなることが報告されている）[12,13]。以上より、HBV、HCVのキャリアはドナー登録できない。
　注：HBVキャリア、HCVキャリア女性が母乳育児を行っても児の感染率は上昇しないため、通常、キャリア女性にも母乳育児が勧められている。
② 次に、提供された母乳は低温殺菌（62.5℃・30分）しており、この処理によりHIV[14,15]、

サイトメガロウイルス（CMV）[16]、ほか多くのウイルスや細菌[17]が死滅することが示されている。

③最後に、レシピエントに提供するドナーミルクは低温殺菌前に毒素産生菌や芽胞形成菌など熱処理が無効となる菌が存在しないことを確認し、さらに低温殺菌後の細菌培養検査にて細菌が増殖されないことを確認している。

3 海外のガイドラインと異なる点

- ドナー対象者は、当院で出産した女性もしくは児が当院を受診した女性に限定している。
- 日本赤十字社の献血基準を参考としたため、海外の基準ではドナー登録できる女性でも、当院の基準では登録不可となっている。
- レシピエント対象者は当院に入院している新生児、疾患合併乳児に限定している。
- 母乳提供におけるドナーへの支払いは生じない。
- 低温殺菌は温浴式ではなく乾熱式で行う。
- 低温殺菌しない母乳は現時点ではドナーミルクとして提供しない（ノルウェーなど国によってはドナーとして認定された女性からの母乳は細菌検査を行った上で低温殺菌せずに提供する場合もある）。

2 世界の母乳バンクの歴史

ここで、世界の母乳バンクの歴史を振り返る。

1909年、ウィーンにてTheodor Escherichが設立し、1910年には米国にも母乳バンクができた。設立時、ドナーには結核と梅毒のスクリーニングが義務付けられた。1943年、米国小児科学会母乳委員会（Committee on Mothers' Milk）は母乳バンク運営に関するスタンダードを記載した[18]。ここにはドナー登録、母乳の処理、保存方法、そしてドナーミルクの提供について定められている。しかし、第2次世界大戦後、人工乳の方が母乳よりも新生児・乳児の成長発達に優れているといった誤った情報が広められ、母乳育児率は低下し、それとともに母乳バンクの数も減少した。

1970年代になり、母乳の重要性が再認識されるようになり、1980年代の初めには米国で30、カナダで23の母乳バンクが活動するようになった。中でも早産児の生存率が向上

> ！ ドナーを当院との関わりを持つ女性に限定することで、母乳バンク責任者と顔を合わせてコミュニケーションがとれます。赤ちゃんの健康状態を把握できるという利点もあります。母乳バンクの責任者としては、ドナーと良い関係を築くことも、安心してレシピエントに母乳を届ける因子の一つだと考えています。

したこともあり、NICU内に母乳バンクを併存する形をとる母乳バンクが増加した。しかし、HIVや肝炎ウイルスが母乳を介して感染することがわかり、安全性の問題から大きな影響を受け、多くの母乳バンクが閉鎖されることとなった。

1985年、Human Milk Banking Association of North America（HMBANA）が設立され、活動を続けていた非営利組織の母乳バンクをサポートする専門的な施設として稼働しはじめた。科学的に安全性を保証するような取り組みがなされたにもかかわらず、2000年には北米に5つの母乳バンクのみが活動する状況に追い込まれた。その後、母乳栄養の利点が医学雑誌にもたくさん報告されるようになったこと、また、母乳の低温殺菌（パスツール化）や冷凍によるウイルスおよび細菌の死滅に関する研究も進んだことから、母乳バンクが再び活動するようになった。

2002年にはWHOの文書にown mother's milkが得られない場合はドナーミルクが第一選択であると記載された[19]。そのような流れを受けて、2006年にオーストラリアで母乳バンクが設立された。その後も、中国、香港、フィリピン、トルコなど世界各地で母乳バンクの設立が続くこととなった。

公的な機関が母乳バンクならびにドナーミルクの必要性を提唱するようになったことも普及に大きな影響を与えている。カナダ小児科学会は2010年、own mother's milkが得られない場合、ドナーミルクが代替として推奨されると宣言した[20]。2010年、米国食品医薬品局（Food and Drug Administration；FDA）はドナーミルクの安全性、倫理、そして規制に関する会議を開き、母乳バンクの活動を支持することを表明した[21]。さらに2011年1月には、米国にてSurgeon General's Call to Action to Support Breastfeedingが出され、疾患を合併した児に母乳バンクからの安全なドナーミルクを提供することに対する障壁をなくすように提言された[22]。2012年、米国小児科学会は非常に未熟な児に対するドナーミルクの重要性を示し、own mother's milkが手に入らない場合は認定された母乳バンクから提供されるドナーミルクを使うべきであると提言した。ヨーロッパ小児栄養消化器肝臓病学会も同様に推奨しており、欧米のNICUでは標準的な治療の一つとしてドナーミルクを用いるところも少なくない。

HMBANAはFDAや米国疾病予防管理センター（CDC）などと連携をとり、安全に低温殺菌されたドナーミルクを提供すること、そして、母乳育児をサポートすることを通して児と母親の健康を促進することを目的として活動している。この結果、HMBANAからの2012年のドナーミルク提供量は72,000Lと毎年増加傾向にあることも報告されている[23]。

 ブラジルは国をあげて母乳バンクの活動をサポートしています。郵便配達の人がドナーから母乳を受け取って母乳バンクまで持ってきてくれるのです。

これまでわが国でもNICU内で独自の基準によって母乳バンクを運営している施設はあったが、感染例も報告されており、一定の基準、ガイドラインを設けることが必要であると考えられる。国内に母乳バンクが普及するためには、HMBANAやEMBAが行っているように、施設が一定の基準を満たしているかを判定し、基準が遵守されているか定期的に確認し、運営状況を報告させるシステムを作ることが必須であろう。

3 昭和大学江東豊洲病院における母乳バンクの運用基準

1 母乳バンクで用いる用語

まず、本項において用いる用語を整理する。

- **母乳バンク（Human Milk Bank）**：ドナーをスクリーニングした後に登録し、ドナーから母乳を集め、母乳の処理を行い保存し、医療者が必要だと判断してオーダーされた場合に処理した母乳（ドナーミルク）を配送する。
- **ドナーミルク**：ドナーから無償で提供された母乳を、母乳バンクで低温殺菌処理したもの
- **低温殺菌処理**：本運用基準では62.5℃・30分の低温殺菌処理を意味する。
- **各施設責任者**：母乳バンクと連絡をとり、ドナーミルクを安全に使用するための責任者を各施設に置く。責任者は運用基準に関する講習を受け、内容を十分に理解していなければならない。
- **各施設責任者の役割**：各施設のドナー登録に関わる。提供された母乳の一時保存ならびに母乳バンクへの配送を行う。レシピエントの登録ならびにドナーミルクの発注を行う。ドナーミルク受理後、安全に保存・使用する。
- **ドナーユニークID**：個々のドナーに割り当てられたID
- **バッチ番号(batch number)**：1回の処理単位で付けられる番号。本運用基準では、低温殺菌処理1回につき一つのバッチ番号がドナーミルクに付けられる。同じドナーからの母乳でも異なる時間に低温殺菌処理を行った場合は、異なるバッチ番号が容器に付けられる。
- **ドナーミルクと接触する表面**：作業の過程で提供された母乳と接触する表面（フラスコ、ボトルなど）

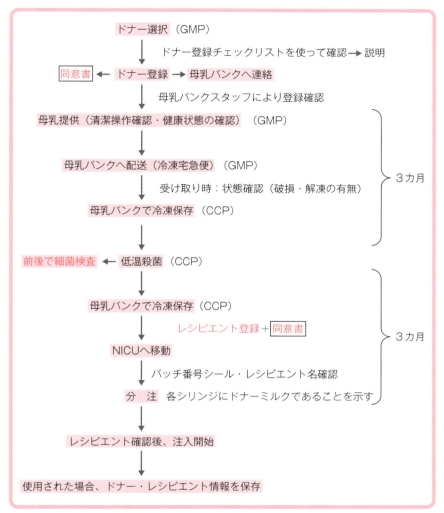

図 Ⅵ-❶ 母乳バンクで取り扱う一連のフローチャート

GMP：good manufacturing practice；適正製造規範。母乳の受け取りから保存・殺菌、出荷に至る全ての過程において、ドナーミルクが「安全」に作られ、「一定の品質」が保たれるように定められた規則とシステム
CCP：critical control point；重要管理点。食品を製造する上で危害要因を科学的に分析し、除去するための手法において、モニターされるプロセス

- **処理費用**：ドナースクリーニング、提供された母乳の処理、保存、配送、そして記録の保存に関する費用。

2 母乳バンク設立までの準備

母乳バンク設立までに準備すべきことを以下に示す。

①倫理委員会への提出書類の準備（p.211「倫理委員会提出書類　昭和大学江東豊洲病院におけるドナーミルク供給体制の構築」参照）
②NICU責任者（病棟医長）・看護師長との打ち合わせ
③院内感染対策チーム（ICT）・院内感染専門看護師（ICN）との打ち合わせ
④リスクマネージャーとの打ち合わせ
⑤上記、②～④を踏まえて、NICU病棟・産科病棟スタッフ全員に母乳バンクの必要性および運用基準を示す。
⑥倫理委員会への書類提出
⑦倫理委員会での承認を得たのちに、最終案をまとめて稟議書を付け、病院運営会議に提出する。

　上記の流れで準備を進めていくが、まず、倫理委員会への提出書類の準備から始めていくのがよいだろう。できた書類を基に、NICU責任者、看護主任、母乳育児支援を担当しているスタッフとワーキンググループを作る。次に病院の委員会へとステップアップしていく。さらに、リスクマネージメントも含めて専門家の意見を運用基準に反映させていく。その後、母乳バンクに関係する予定のスタッフに母乳バンクの説明を行う。運用基準案などがあれば、看護スタッフに自由に質問事項などを書き込んでもらうのもよい（いわゆるパブリックコメントだが、自由に記載できる方が良い意見を吸い上げることが可能となる）。そして最終案を倫理委員会に提出することになるが、母乳バッグの配布、細菌検査の実施、冷凍庫やクリーンベンチ、低温殺菌器の購入など、母乳バンクの運営には経済的問題も関係する。それらを考慮しても、母乳バンクからドナーミルクを提供することのメリットを示さなければならない。

3 母乳バンクとして登録するためのチェックリスト

　自施設が母乳バンクを運用するための基準を満たしているか、また運用に向けてどのように準備を進めていくかは、「母乳バンクとして登録するためのチェックリスト」（p.216）を用いて確認することができる。

> ❗ 母乳バンクが病院内で定着するまでは、なかなか大変です。新しい業務を取り入れるわけですからね。皆で同じ方向を向いて進めていくことが大切だと心得ます。

4 母乳バンクが扱うドナーの範囲

ドナーとなり得るためには、以下の条件を1つ以上満たさなければならない。

- 当院で出産した母親
  ※児の入院の有無は問わず、女性の退院後でも希望があればドナー登録できる。
- 当院に児が入院中、または定期的に外来に通院中の児の母親

ドナーを公募せず、当院と関係のある女性に限定した理由は以下のとおりである[注]。

- ドナーの既往歴、合併症が産科診療録ならびに分娩記録からわかる。
- ドナーとの間に信頼関係が構築しやすい。
- ドナーに清潔な搾乳手技を伝えやすい。
- ドナーのライフスタイルがわかりやすい。

注：上記の項目を満たすことができるなら、母乳バンクを併設する施設との関係に固執する必要はないと考える。例えば、母乳育児の専門家が妊娠・分娩歴ならびにライフスタイルなどからスクリーニングした上で母乳バンクに紹介する場合も考慮すべきだろう。

5 レシピエントとなり得る児

当院に入院中の児

6 ドナー登録のプロセス

1 当院で出産した母親からドナー登録の希望があった場合、スタッフからドナー候補として提案された場合

① ドナー登録を希望した女性、またはドナー候補として提案された女性に、母乳バンク責任者から冊子「母乳バンクってなに？」（p.235）を渡して母乳バンクについて説明する。

② ①で前向きであることが確認できたら診療録をチェックすることを伝える。チェックリスト（p.225「母乳バンクドナー登録のためのチェックリスト」）を見ながら、妊娠・分娩記録からわかるところ（妊娠・分娩歴、既往歴、感染症、合併症、飲酒・喫煙、血清検査など）をチェックする。HIV-1/2、HTLV-1、HBV、HCV、梅毒のスクリーニング検査については検査日を確認する（検査から6カ月を超えている場合、あらためて血清スクリーニング検査を行う必要があることを伝える）。

> ❗ 母乳バンクが普及していくには、ドナーも広く集めなければなりません。母乳バンクと母乳育児の専門家が互いに連絡をとれるような関係をつくり、乳汁分泌過多で専門家が「このお母さん、おすすめ！」と言ってくれるような女性がいたら、ドナー候補ですね。

③「母乳バンクドナー登録のためのチェックリスト」を母親と確認しながら記載する。

④その女性の担当医から（健康）証明書（p.227「母乳バンクドナー登録のための健康証明書」）を発行してもらう。

2 当院以外で出産した母親

①ドナー登録を希望した女性、ドナー候補として提案された女性に、母乳バンク責任者から冊子「母乳バンクってなに？」（p.235）を渡して母乳バンクについて説明する。

②その上で登録に前向きである場合

- 母子健康手帳にて児の妊娠週数および出生体重を確認する。妊娠中の血液検査結果があれば、併せて確認する。検査から6カ月を超えている場合、あらためて血清スクリーニング検査を行う必要があることを伝える。
- 自分の子どもを母乳のみで育てているか確認する。自分の子どもに与えた上で、余る母乳を提供することが必須である。

③「母乳バンクドナー登録のためのチェックリスト」を母親と確認しながら記載する。

④その女性の担当医から（健康）証明書（p.227「母乳バンクドナー登録のための健康証明書」）を発行してもらう。

3 ドナー登録に必要な項目をすべてクリアした場合

- 個人情報保護、ドナー情報の記録が保存されること（レシピエントが21歳になるまで）などについて説明し、同意書（p.228「ドナー登録同意書」）に署名を得る。
- ドナーミルクに添付してもらうチェックリスト用紙を渡す（p.232「ドナーミルク提供時のチェックリスト」）。以後、ドナーミルクを受け取るたびに次回提供時に使うためのチェックリスト用紙を渡す。
- 母乳バッグならびに着払い用の宅配便伝票を登録時に提供する。
- 清潔な搾乳手技についても再確認する。

母乳バンクの責任者はその女性の担当医と共に、その女性がドナーとして適合していることを確認した上で、ドナー条件をクリアしていることを示すチェックリスト、血清検査の結果、（健康）証明書、ならびにドナーの情報をファイルに記載する。

「ドナーになりたい」と言ってくださる女性に、「血液検査もあるのですが……」と尋ねるとき、「血を取るのは嫌です」と言われるかもと、少し緊張します。しかし、これまでNOという返事はゼロなのです。皆さん「了解で～す」。

7 個人情報保護

1 ユニークIDの記載

　ドナー女性の個人情報を保護するため、個人情報保護管理責任者が、個人を識別できる情報（氏名、住所、生年月日、電話番号など）を削除し、ユニークIDを記載する（実際にNICUに届いたドナーミルクを見た際に、誰が提供した母乳かわからないようになっていなければならない）。連結可能匿名化のため、個人と符号の対応表を個人情報保護管理責任者が保管する。連結可能匿名化では、解析結果から個人へ、あるいは個人から解析結果へさかのぼることができる。

2 ドナーミルクと臨床情報の管理法

　ドナーならびにレシピエントの情報は、それぞれの施設の母乳バンクにあるコンピュータに保存する。情報漏洩対策として、このコンピュータはインターネット接続できないようにすることが望ましい。今後もし、低温殺菌処理を当院母乳バンクに依頼する場合は、レシピエントの情報は各施設で保存する。なお、ドナーには提供した母乳がどのレシピエントに与えられたかを、レシピエントの保護者にはどのドナーから提供されたかなどのドナーの情報を、一切教えないものとする。

8 病棟における母乳提供：母乳バンク運搬まで

①母乳バンク責任者は、ドナーが持参したチェックリスト（p.232「ドナーミルク提供時のチェックリスト」）を確認し^{注)}、その母乳がドナーミルクとしての条件を満たしているかを判定する。

②受け取った母乳が解凍されていないか確認する。

③母乳バッグに傷など破損がないか確認する。

④問題のないことを確認したら、冷凍のまま母乳バンク内の冷凍庫にて－20℃以下で保存する。

④搾乳後3カ月以内に低温殺菌処理を行う。

⑤ドナーの記録（チェックリスト用紙）は毎回、保存する。

注：「ドナーミルク提供時のチェックリスト」にて、搾乳時に以下の条件を満たしていることを確認する。

　• 風邪や胃腸炎などにかかっていない。

　• 搾乳前12時間以内にアルコールを中等量（ビール1.2L、日本酒2合）以上摂取して

表 Ⅵ-❶ ドナーミルク提供にあたって留意すべき薬剤

ドナー認定に許容される薬剤	乳房から離れた部位に塗布する軟膏・クリーム	
	消化管から吸収されない薬剤	制酸薬の一部（水酸化アルミニウム、炭酸カルシウム・水酸化マグネシウム、瀉下薬、ファイバー）
	喘息の吸入薬	
	鎮静作用のない抗ヒスタミン薬	フェキソフェナジン、デスロラタジン、ロラタジン、セチリジン
	点眼薬	
	ある種の避妊方法	殺精子薬、銅またはプロゲスチンを含むIUD、プロゲスチン単独または少量のエストロゲン（<25μg）のバースコントロール方法
	乳汁中に通常存在するホルモンの補充薬	甲状腺薬、ハイドロコルチゾン、インスリン
	不活化ワクチン、トキソイド	
	ある種のヒト免疫グロブリン製剤	静注用免疫グロブリン、Rh免疫グロブリン
	ある種のサプリメント	ビタミン剤、ミネラル、魚油、ω3系脂肪酸、レシチン、プロバイオティクス
	ある種の抗凝固薬[*1]	ヘパリン、低分子ヘパリン、ワルファリン
	ある種の抗うつ薬	フルボキサミン、ノルトリプチリン、パロキセチン、セルトラリン
	ある種の鎮痛薬	アセトアミノフェン、イブプロフェン
	ある種の胃酸抑制薬[*2]	ラニチジン、オメプラゾール、ファモチジン
使用後72時間が経過すれば搾母乳を受け取れるもの	ジフルカン®やアジスロマイシンを除く抗菌薬、抗ウイルス薬	
	アスピリン、イブプロフェン以外のNSAIDs	
	風邪薬や抗アレルギー薬	
	診断用造影剤（ヨード含有）、MRI造影剤（ガドリニウム含有）	
	ハーブ系サプリメント	
	麻酔（全身麻酔または局所麻酔）	ただし、歯科麻酔でリドカインやブピバカインを使用する場合は24時間
	片頭痛薬を頓用で使用する場合	
	鎮痛目的で使用する短期間の麻薬	
	[*2]以外のH₂ブロッカーやプロトンポンプ阻害薬（PPI）	
	[*1]以外の抗凝固薬や抗血小板薬	
	降圧薬	
より長期の期間、搾母乳を提供できない薬	放射性同位元素	2カ月
	生ワクチン	MR、おたふくかぜ、水痘：2カ月
	アミオダロン	2カ月
	半減期が長い抗菌薬	ジフルカン®、アジスロマイシン：2週間
	成人ADHDに使用する薬	2週間

 表Ⅵ-❶に挙げてある薬剤は、当然のことながら、わが子に授乳するときに安心して使える薬剤とも言えますね。

いない。
- 乳腺炎、乳腺膿瘍など乳房の感染症がない。
- 薬剤の使用については表 VI-❶を参照のこと。

❾ ドナーミルクの処理（図Ⅳ-❶）

1 実施者
母乳に関する専門知識を持つ医療者（医師、助産師、看護師、栄養士、薬剤師、検査技師）がドナーミルクを扱う。

1回の低温殺菌処理では、1人の女性から提供された母乳のみを扱う。

2 具体的なプロセス
①冷凍母乳は冷蔵庫内で一晩かけて解凍する。
②翌日、解凍されていることを確認し、母乳バンク内のクリーンベンチにて以下の処理を行う。

【クリーンベンチで行う処理】
③清潔なフラスコに解凍した母乳を全量入れる。
④一部（数mL）を清潔に採取し、細菌培養検査に提出する。
⑤撹拌したのちに100〜150mL容器に分けて密閉する。なお、培養検査の結果がわかるには数日を要するため、低温殺菌したものの結局ドナーミルクには不適当となる場合もある。
⑥容器をクリーンベンチから取り出し、低温殺菌器に入れる。
⑦低温殺菌（62.5℃・30分）を行う。

❿ 細菌検査：定量的解析

1 低温殺菌前の細菌検査
- 許容される総細菌数：10^5CFU/mL未満[注]
- 芽胞形成菌、毒素産生菌といった病原菌が検出された場合には、ドナーミルクとしては提供しない。

2 低温殺菌後の細菌検査
いかなる菌も培養されないことがドナーミルクとして提供する条件となる。

注：HMBANAでは低温殺菌後の培養検査結果を重視している。10^5CFU/mLを超える菌数が低温殺菌前に存在する場合は低温殺菌後も無菌になっていないことが多い。

HMBANAには、薬の専門家、新生児科医などからなるワーキンググループがあり、薬を服用しながらもドナーとして母乳を提供できる範囲を広げています。日々、研究を進めているのです。

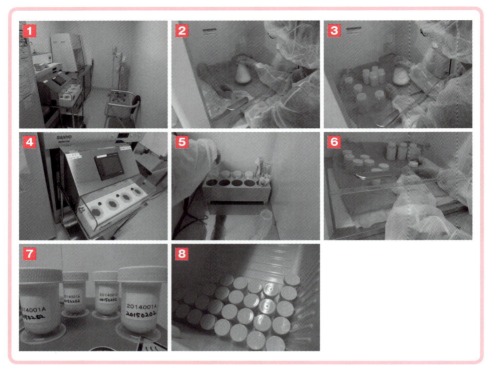

図 Ⅵ-❶ ドナーミルクの処理

1：母乳バンクの様子、2：解凍した母乳をフラスコに入れて混ぜる、3：その後、低温殺菌用の容器に移す、4：低温殺菌器、5：低温殺菌処理後に急速冷却するための装置、6：低温殺菌処理後に小分けする、7：バッチ番号と使用期限を付ける、6：低温殺菌処理後に小分けして冷凍する。

11 ドナーミルクの保存

①低温殺菌終了後、100〜150mL容器をクリーンベンチに移し、30mL程度の容器に小分けする（大量に使用する児がいる場合は小分けせずそのままでもよい）。その後、冷凍保存する。なお、10mL程度を保存用としてバッチ番号がわかるようにして取り分けておく。

②容器にはバッチ番号と使用期限が記載されたシールを貼る。

③低温殺菌後も3ヵ月以内に使用しなかった場合は破棄する。

12 ドナーミルクの運搬

母乳バンクはバッチ番号と使用期限を記したシールを貼ったドナーミルクを配送する。これによって、もし問題が起こった場合にどのドナーミルクが与えられたか追跡（ト

母乳バンクがあっても、own mother's milkが最も重要であることに変わりありません。母乳バンクがあることで、母親への母乳育児支援がおろそかになってはなりません。ただ、超早産児の母親は、少なからずわが子に対して申し訳ないと感じています。その状況によっては、生後早期からの経腸栄養開始が母親へのプレッシャー

> **お母さんにはこう説明しよう！**
>
> 「とても早く生まれたとしても、お腹の中でもらっているのと同じように、生まれた直後から赤ちゃんに栄養をあげることが、元気に育ってもらうために大切です。具体的には点滴で栄養をあげること、加えてお腹（腸）も使って栄養をあげることになります。とても未熟な赤ちゃんにとって、お母さんの母乳が最も適しています。ただ、お母さんの状況によっては、産後すぐに母乳を出すことが難しいかもしれません。粉ミルク（乳児用調製粉乳）もありますが、未熟な赤ちゃんのお腹には負担になることもあります。もし、お母さんの体調がすぐれず、すぐに母乳を搾ることが難しい場合には、一時的に母乳バンクのドナーミルクを使うこともできます。ある意味、未熟な赤ちゃんを病気から守ってくれる薬として考えていただいてもいいでしょう」

ラッキング）できる。また、バッチ番号のみを配送することで、ドナーの個人情報を保護することが可能となる。

13 病棟での運用（リスクマネージメント）

①バッチ番号と使用期限を印刷したシールが付いたドナーミルクが専用容器に入れて届けられる。

②病棟スタッフの役割として、ドナーミルクを母乳バンクから受け取ったとき、担当看護師は医師と共に、ドナーミルクを与えようとしている児が「同意が得られているレシピエント」であることを確認する。

③ドナーミルクは病棟冷凍庫のドナーミルク用ラックに入れるなどして、own mother's milkではないことを識別できるようにする。

④担当医は、ドナーミルクを与えること、ドナーミルクのバッチ番号、ならびに注入量（哺乳量）を診療録ならびに看護師への指示書に記載する。

⑤ドナーミルクを解凍し、分注する際に、ドナーミルクであることがわかるようシリンジ（または哺乳瓶）にマークする。これにより、そのシリンジにはドナーミルクが入っていることがわかる（図Ⅳ-❷）。

⑥システムが整えられるのであれば、分注したシリンジにレシピエントのバーコードも貼付し、注入時にはバーコードリーダーにて確認することが望ましい。

になることもあります。あるレシピエントの母親は、母乳バンクのドナーミルクが使えると聞いて安心し、その途端に母乳が出るようになったと話していました。結局、ドナーミルクを使ったのは2回だけで、その後はずっと母親の母乳のみで元気に育ちました。

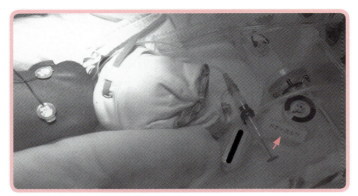

図 Ⅵ-❷ シリンジへのマーク

14 レシピエントの基準

担当医の判断により、ドナーミルクが必要だとされた場合、担当医が説明書（p.229「母乳バンクのドナーミルク使用にあたって〈レシピエント用説明文書〉」）を参考にして、児の母親にドナーミルクについて説明し、文書による同意を得る。レシピエントの基準を以下に示す。

- 極低出生体重児
- 消化管手術を受けた児
- 人工乳では経腸栄養が進まない児
- その他、児の担当医からドナーミルク使用が必要だと判断された場合

15 母乳バンクで保存するもの

1 ドナー情報

- 名前、住所、電子メールアドレス、電話番号、生年月日、妊娠・分娩歴（在胎週数、出生体重を含む）、既往歴、合併症、飲酒・喫煙、特記すべき食生活（厳格なベジタリアンなど）など
- ドナー登録の6ヵ月以内に行ったHIV1/2、HTLV-1、HBV、HCV、梅毒の血清スクリーニングが陰性であることを示す検査結果（ライフスタイルや健康状態に変化がない限り、再検査は必要ない）
- スクリーニング質問票（p.225「母乳バンクドナー登録のためのチェックリスト」）
- （健康）証明書（p.227「母乳バンクドナー登録のための健康証明書」）

- ドナー登録同意書（p.228「母乳バンクドナー登録同意書」）
- 母乳提供の際の日付、提供された母乳量を記録したものとチェックリスト用紙（p.232「ドナーミルク提供時のチェックリスト」）

2 レシピエント情報

- 児の母親にドナーミルクについて説明し、ドナーミルクを使うことに対して文書により同意を得たもの（p.231「ドナーミルク使用についての同意書」）
- 在胎週数、出生体重、日齢、与えたときの体重、使用量、診断名、与えられたドナーミルクのバッチ番号
- NICU入院中であれば、入院サマリー
- 退院後の成長発達記録

3 実際に使用したドナーミルクならびに情報の保存

児に与えられたものと同じバッチ番号のドナーミルクは21年間、冷凍保存する。ドナーとレシピエントに関する記録（在胎週数、出生体重、日齢・体重・使用量、診断名、与えられたドナーミルクのバッチ番号）はHMBANAのガイドラインにならってレシピエントが21歳に達するまで保存する[注]。

注：保存期間についてはHMBANAのみこのように明記している。

16 CCPへの対策とCCPが機能しなかった場合の対処

1 母乳バンクで冷凍保存

冷凍庫に装備されているセンサーと、実際に温度計で測定した値とのギャップを確認する。ギャップがある場合には、冷凍庫の点検を行うものとする。無停電電源装置（UPS）対応を行うことで、予期せぬ停電に対応する。

2 低温殺菌処理

母乳の取り扱いはすべてクリーンベンチにて、キャップ、ガウン、マスク、手袋着用の下で行う。低温殺菌処理時の実際の温度が $63 \pm 0.5℃$ に保たれているか、処理4回に1回は実測する。保たれていない場合は低温殺菌器の点検・修理を行う。

3 低温殺菌後の培養で菌が検出された場合

室内に培地を置き、空気中の細菌の検査を行う。ICTの指導の下、クリーンベンチの床などの培養検査を行う。なお、定期的にICTラウンドを受け、環境整備に努める。

4 医療保険への加入

現時点では未知の病原体がドナーミルクを介して感染する可能性は否定できない。こ

のため、医療保険には加入しておく必要がある。

17 一時的にドナーとなれない状態

　ドナーには家族のすべての疾患を報告するよう伝える。ドナーミルク取り扱い担当者の判断により、疾患や薬剤投与の状況によって一時的にドナーから搾母乳を受け取れないこともある。担当者の判断により、一時的な除外ののちに、搾母乳を提供することは可能である。以下の状態にある女性は一時的にドナーから除外される。

- 急性感染症に罹患しているとき、乳腺炎など、乳頭や乳房感染があるとき
- 家族に風疹や水痘罹患者がいた場合、感染性が消失したあと4週間経過するまで
- 乳房や胸部の単純ヘルペスの再活性化や帯状疱疹で感染性が消失したあと1週間経過するまで
- アルコール摂取後12時間経過するまで
- 本人または家族が天然痘ワクチンを接種された場合、21日間経過するまで
- 認可された場所で清潔な針とシリンジで入れ墨をいれてから8日間が経過するまで
- 流行性耳下腺炎ワクチン、麻疹・風疹ワクチン、水痘ワクチン接種後2カ月
- 医師の処方で授乳に影響がないといわれている場合であっても、処方の内容によっては一時的にドナーになれないかもしれない。

母乳バンクで生じる費用

ドナーへの報酬

　ドナーに対して実費を支払うようにしている国や地域が散見される。具体的に負担する内容としては、母乳バッグ、宅配費用、希望があれば電動搾乳器の無料レンタルである。ドナー登録の際のスクリーニング検査も母乳バンクの負担となる。なお、実費負担はドナー登録後より開始されるため、ドナー登録のために病院施設に来院する際の交通費は自己負担としている。

レシピエントの費用負担

　上記に示したように宅配費用、スクリーニング検査費用、母乳培養検査費用、人件費、その他消耗品（低温殺菌用容器、保存用容器）の購入費用がかかるため、その費用をどのようにするかが今後の課題である。

　当院では、病院と契約している保険で母乳バンクに関わる医療保険はカバーできています。母乳バンクを院内の診療業務の一つと認めてもらっておくと、院内の診療に関わる感染症による賠償はカバーしてもらえるようです。

4 低温殺菌による母乳成分の変化

　早産児か正期産児かに関係なく、母乳は最高の栄養である。その母乳に対して、低温殺菌処理が必要となる状況には大きく分けて2つある。一つはドナーから提供された母乳を早産児や病児に与える場合、もう一つは、まれではあるが、児自身の母親の母乳に病原体が存在し、未処理では子どもに有害な影響を与える場合である。後者については、超早産児の母親がCMV既感染である場合、児が修正32～34週になるまで低温殺菌（パスツール化）を行う場合（p.50 Ⅱのpoint⑦を参照）や、母乳中のGBSにより繰り返すGBS感染症を起こす場合がこれまで報告されている。

　ここでは低温殺菌の意義とそれに伴う母乳中の成分変化について概説する。

1 低温殺菌（ホールド法）とは

　低温殺菌とは、食品などの加熱殺菌を行う方法のうち、100℃以下で行う方法をいう。1866年にルイ・パスツールとクロード・ベルナールによって導入された。本来の目的は、微生物を完全に死滅させるのではなく、害のない程度にまで減少させることにある。牛乳の殺菌方法としても採用され、牛乳の風味を損なわない方法として、現在も用いられている。

　標準的な方法（ホールド法）は、62.5℃になるまで加温し、63℃±0.5℃で30分間維持する。その後、急速に冷却する。温度が低ければ、結核菌が残存する可能性があり、温度が高ければ、母乳成分への影響が大きくなるため、厳密な温度管理が重要となる。62.5℃で30分間処理すると99%以上の細菌を排除し、HIVならびにCMVを確実に不活性化でき、ほとんどのウイルスの感染性を排除できる。

2 低温殺菌（56℃または62.5℃で30分間）による母乳成分の変化

1 細　胞

　56℃で30分間処理することでB細胞、T細胞を死滅させてしまう[24、25]。B細胞は母親が曝露されたことのある病原体に対する特異抗体を産生する。T細胞は感染細胞を攻撃し、ほかの免疫防御を活性化させるシグナル伝達に関わっている。よって、これらのリンパ球の喪失の影響は大きい。一方で、ほかの女性の母乳を児に与えた場合、移植片対宿主反応病（graft-versus-host disease；GVHD）が起こる可能性がある。細胞免疫は

ホールド法は30分以上、63℃以上66℃未満に保ち、その後10℃未満の温度まで急激に冷却する方法です。

表 Ⅵ-❷ 低温殺菌による母乳成分の変化（栄養素）[26, 27]

	56℃・30分	62.5℃・30分
脂溶性ビタミン[28]	変化なし	変化なし
水溶性ビタミン[29] 　B_1、B_2、B_6、葉酸 　C	 減少～不変 65%	
乳糖[30]	不変	不変
オリゴ糖[31]		不変
蛋白質[32]		13%の蛋白質は変性する
脂質[30]	不変	不変
脂肪酸組成[33]		不変
酵素（活性） 　胆汁酸刺激リパーゼ[34] 　アミラーゼ 　ラクトペルオキシダーゼ	 低下 低下 53%低下[35]	 低下

なお、72.5℃・5秒または15秒での急速高温殺菌方法では、葉酸、ビタミンB_1、B_2、B_6、C濃度は不変だとする報告もある[36]。

組織認識の主要な因子であり、搾母乳を加熱処理することで、B細胞・T細胞機能がなくなるため、ドナーミルクを早産児に与えてもGVHDが起こらない。

2 栄養素（表Ⅵ-❷）[26〜36]

三大栄養素である蛋白質、炭水化物、脂質は大きな変化は受けない。

3 ビタミン

脂溶性ビタミンが受ける影響は少ないが、水溶性ビタミンでは減少するものも多い。

4 成長因子・サイトカイン

表Ⅵ-❸[39〜52]のように、ばらつきはあるが、免疫作用を有する因子には加温による影響が見られる。62.5℃・30分にて分泌型IgA抗体は72.3%に、IgG抗体は66%に、ラクトフェリンは21.8%に、そしてリゾチームは39.4%に減少するが、57℃・30分ではこれら蛋白質は90%以上残存していた。また、母乳中の細菌の99.9%はこの低温殺菌で消滅させることができる[17]。脂質は影響を受けない。大腸菌に対する特異的IgG抗体も減少する[37, 38]。

5 酵素

熱による影響が大きく、40℃以上では温度の上昇に伴い、胆汁酸刺激リパーゼ（BASL）は活性を失う。

! 母親がサイトメガロウイルス（CMV）を持っている場合（CMV IgG抗体陽性）、産後1週以降はCMVが母乳中に増えてきます。それによるCMV感染症を起こすこともあります。わが子に与える母乳であっても、場合によっては（児の未熟性がとても強く、CMV感染が大きな問題になり得るなど）、低温殺菌処理が必要なこともあります。

表 VI-❸ 低温殺菌による母乳成分の変化（抗感染物質）[25, 26]

	56℃・30分	62.5℃・5分[39]	62.5℃・30分[29, 42, 43]	72.5℃・15秒[37, 38, 40, 41]
分泌型IgA[44]	84%〜不変	77%	51〜99%	67%
IgM[32]			完全に消失	
IgG[25]			66〜70%	
ラクトフェリン[29, 37, 39, 42, 44]	72%〜不変	59%	22〜40%	27%〜不変
リゾチーム[29, 39, 42, 44]	不変	96%	61〜67%	67〜93%
C1〜C9[45]			減少	
ビフィズス因子[33]	不変		不変	
大腸菌殺菌作用[46]（新鮮母乳：70.1%）			52.30%	36.40%
レプチン[47]			安定	
TGF-α[48, 49]	94%		有意に減少	
TGF-β[48]	99%			
IFN-α[48, 49]			有意に減少	
EGF[48〜50]	安定		安定	
EPO[47]			著減	
HGF[48, 49]			著減	
IGF-1[48, 50, 51]	不変		著減（60%）	
IL-1β[48, 49]			有意に減少	
IL-2、IL-4、IL-5[46]			不変	
IL-10[45, 49, 52]			著減〜不変	
ガングリオシド[49]			不変	

TGF：トランスフォーミング成長因子、IFN：インターフェロン、EGF：上皮成長因子、EPO：エリスロポエチン、HGF：肝細胞増殖因子、IGF-1：インスリン様成長因子、IL：インターロイキン

6　早産児の成長に対する影響

栄養素に対する直接の影響は少ないが（表 VI-❷）[26〜36]、酵素活性の低下により消化吸収に影響を与えるため、低温殺菌していない新鮮母乳で育てられた児と比べて、成長はややゆっくりになる。ドナーミルクを長期的に用いる場合には母乳強化が必要である。

❸ 今後望まれる殺菌方法

できるだけ母乳中の成分を損なわず、殺菌作用が維持できる処理方法が理想であるこ

その後もホールド法による低温殺菌が必要なのか、母乳成分への影響が少ない方法はないのかなど、検討が必要です。

とはいうまでもない。

　低温殺菌によって殺菌されるが、細菌増殖を抑制する免疫物質も減少する。低温殺菌後の母乳に大腸菌や黄色ブドウ球菌を混入させて37℃で8時間放置すると、液体培地よりは細菌増殖は少なかったが、新鮮母乳と比べると細菌の増殖抑制作用は低下していたとする報告もある[53]。

　近年、可能な限り母乳中の免疫成分を維持する目的で、殺菌方法が試されている。例えば、72℃・5秒による殺菌処理ではIGF-1の有意な減少はない[50]。紫外線照射による方法では分泌型IgAは89％に、ラクトフェリンは87％に、そしてリゾチームは75％に減少した。これらの残存率はホールド法による低温殺菌よりもまさっている[54]。今後、これらの殺菌方法が母乳バンクにおける殺菌処理のスタンダードとなるかもしれない。

5　細菌検査の方法（定量的解析）

　低温殺菌処理を行ったドナーミルクは、細菌学的なクオリティーを調べるために細菌検査を実施する。
- 平皿（spread plate）を用いて100μLの母乳を検査する。
- 培養後、CFU（colony-forming units）を数えて、「CFU/100μL」として結果を表す。

1　検体採取

　低温殺菌処理を行ったサンプル採取は、低温殺菌に使用した容器ごとに採取するか、適切に撹拌した後であればフラスコなどにまとめた母乳からガウンテクニックを用いて採取してもよい。清潔なシリンジを用いて無菌操作を行う。

　冷蔵または冷凍したサンプルを検査室にできるだけすぐに運搬する。もし低温殺菌処理後48時間（可能なら24時間）以内に検査室に運搬できないのであれば、サンプルを冷凍する。サンプルを受け取ってから2時間以内に検査を開始できないのであれば、サンプルを冷蔵するか冷凍する。

2　検体検査における注意点

- 受け取り時点では、サンプルは冷蔵または冷凍状態とする。
- 検査ID番号を付ける。

> 当院ではBSLと契約して、母乳の培養検査を行ってもらっています。HMBANAのガイドラインを細菌検査の担当者に渡し、ガイドラインどおりに検査してもらっています。新たに開設される場合はぜひ、ご利用ください。

ドナーミルクを使う？ 人工乳を使う？

　母親自身の状態が悪いなどのため、生後48時間待ってもown mother's milkが得られそうもない場合、あなたならどうする？ 考える根拠となるデータを紹介する。

　母乳育児を希望していない女性を対象としたランダム化比較試験（RCT）である[54]。つまり、自らは母乳育児を希望してはいないものの、子どもに他の女性の母乳が与えられても構わないというケースになる。最近のAcademy of Breastfeeding Medicineのメーリングリストによると、母乳バンクから得られたドナーミルクの使用はスタンダードな治療の一つなので、母親に説明はするが同意書は得ていないという施設も少なくないことがわかった。アメリカ小児科学会が2012年に出した方針宣言でも、早産児に対する経腸栄養は、own mother's milkがもちろん第一選択だが、それが得られない場合は登録された母乳バンクから提供されたドナーミルクを使うと明確にうたわれていることも背景にあるようだ。

　さて、本題に戻ろう。500～1,250gで出生した児を対象として無作為に2群に分けた。①ドナーミルクのみで育てられた児29人（平均27.7週、996g）、②人工乳のみで育てられた児24人（平均27.5週、983g）である。結果は図Ⅵ-❸のとおりで、ドナーミルクで育てられた児では大幅に壊死性腸炎や死亡例が減少している[55]。

　図Ⅵ-❹の赤い線はKing Edward Memorial Hospital for Woman（オースト

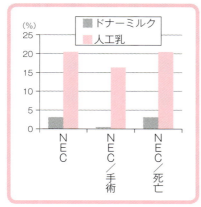

図Ⅵ-❸ 壊死性腸炎（NEC）罹患率の比較（文献55より作成）

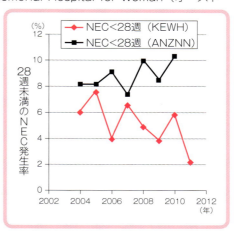

図Ⅵ-❹ 壊死性腸炎（NEC）罹患率の推移（オーストラリア・King Edward Memorial Hospital for Women）
（Dr. Ben Hartmannより提供）
KEMH：King Edward Memorial Hospital for Women、ANZNN：Australian & New Zealand Neonatal Network

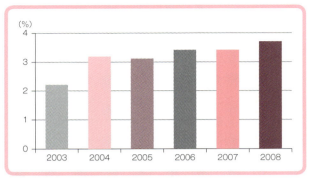

図 Ⅵ-❺ 壊死性腸炎（NEC）・消化管穿孔の罹患率（Neonatal Research Network）
（文献56より引用）

ラリア、パース）の壊死性腸炎罹患率の推移を、黒い線はそれ以外のオーストラリア・ニュージーランドの壊死性腸炎罹患率を示している。2006年以降、赤線は右肩下がりなのに対して、黒線は8〜10％の間にある。2006年に何があったかというと、母乳バンクがKing Edward Memorial Hospital for womanにて活動したのである。母乳バンクが設立され、ドナーミルクが使えるようになったことで壊死性腸炎が減少してきたことを示している。その後、オーストラリアには4つの母乳バンクが誕生している。

　日本では壊死性腸炎に罹患する児は少なく、日本の新生児医療がいかに優れているかを示す根拠にも挙げられている。ただし近年、日本においても、壊死性腸炎や消化管穿孔が増加しているという報告もある図Ⅵ-❺[56]。

　米国の試算では、壊死性腸炎に罹患すると、合併しなかった極低出生体重児に比べて、医療費が74,004ドル、外科症例では198,040ドル増加すると報告されている[57]。手術が必要となると、約2,000万円の医療費増となるわけである。ドナーミルクを使うことは、医療経済的にもプラスになる。また、壊死性腸炎に罹患して外科手術が必要になった児では、その後の神経発達にも影響を及ぼす[58]。

　ドナーミルクと人工乳が未熟な児の腸管に与える影響について、動物実験のデータから見てみよう。以下の5項目についてデータがある。

- 消化酵素活性
- 腸管粘膜の透過性
- 腸内細菌叢
- 組織学的変化
- 抗酸化作用

①消化酵素活性が早く高まる

超早産児では、出生時の消化酵素活性は低い。乳糖分解酵素活性、麦芽糖分解酵素活性、トリアシルグリセライドの加水分解活性は、母乳栄養の児の方が人工栄養の児よりも1.7〜2.5倍高い[59〜61]。つまり、母乳で育っている児の方が、腸管内に入ってきた栄養素を生後のより早い時期から効果的に消化吸収できる。

②腸管粘膜の透過性が高い

児にとって、必要なものは通過させ、有害なものは通過させない腸管粘膜が理想である。未熟な腸管も成熟していくにつれて有害なものは通過させないようになっていくが、母乳で育てる方が早く通過させなくなる。人工栄養の児では、母乳栄養の児と比較して壊死性腸炎が増加する一つの理由として、この透過性が高いことが考えられる[62〜64]。

③腸内細菌叢が確立する

母乳栄養児では人工栄養児よりも、好ましい腸内細菌叢が早く確立する[65]。好ましい腸内細菌叢の確立は、炎症を抑えたり、児自身の免疫（能動免疫）を高めたりするのにも関係している。母乳には腸内細菌叢の確立に寄与する物質がたくさんあるが、中でもオリゴ糖はビフィズス菌優位の腸管細菌叢を確立するのに重要である[66]。

④組織学的変化を来す

人工栄養では、母乳栄養と比較して小腸粘膜に炎症性サイトカイン（IL-1β）が増加するという実験結果がある[67]。また人工栄養では、誘導性一酸化窒素合成酵素（iNOS）活性上昇が引き起こされ、その結果、粘膜における炎症反応が増強する[68,69]。人工栄養では小腸遠位部の炎症性サイトカインであるIL-6やIL-8濃度が、ドナーミルクで栄養された新生豚と比較して有意に高いことも報告されている[70]。つまり、人工乳を未熟な腸管に入れることで、小腸粘膜に炎症性の変化を起こすことが示唆される。

⑤抗酸化作用が低下する

人工乳に含まれるビタミンEは、母乳中のビタミンEと比べて十分に加水分解されず、また取り込みも劣るため、ビタミンEが有する抗酸化能力も低下してしまう[71,72]。

以上のように、未熟な腸管に人工乳を与えることで、いろいろな影響があることが見て取れる。

- 容器やチューブに漏れがあったり、ひびが入っている場合はサンプルを受け取らず、別のサンプルを要求する。

3 検査設備（平皿法）

- フラン器（32℃または35℃）
- ピペット、マイクロピペッターとチップ
- 70％アルコール
- 清潔な曲がったガラス棒（コンラージ棒）またはプラスチック製で滅菌可能な散布器
- 冷蔵庫
- クリーンベンチ

4 操作方法

①羊血液寒天培地を10～15分間乾かす（30分以内）。
②母乳がまだ凍結しているようであれば、インキュベーター内（1.5時間）または冷蔵庫内（一晩かけて）にて解凍する。
③作業エリアを70％アルコールで清潔にする。
④サンプルをよく振る（7秒間に25回、30cmの振れ幅）。泡がなくなるまで長くても3分待つ。泡をサンプリングしないようにする。
⑤平板の中央に100μLのサンプルを植え付ける。
⑥清潔な散布器を用いて平板にサンプルを広げる。
⑦フラン器にて32℃または35℃で48時間好気性培養を実施する。
⑧培地上で同様の形態をとるコロニー数をカウントする。
⑨発育したコロニーの菌種同定を実施する。

引用・参考文献

1）Quigley MA. Henderson G. Anthony MY. et al. Formula milk versus donor breast milk for feeding preterm or low birth weight infants. Cochrane Database Syst Rev. 2007；(4)：CD002971.
2）Bartick M. Reinhold A. The burden of suboptimal breastfeeding in the United States：a pediatric cost analysis. Pediatrics. 125(5), 2010, e1048-56.
3）Wight NE. Donor human milk for preterm infants. J Perinatol. 21(4), 2001, 249-54.
4）Weimer, JP. The economic benefits of breastfeeding：a review and analysis. Food and Rural Economics Division, Economic Research Service. US Department of Agriculture, Food Assistance

and Nutrition Research Report. No. 13, March 2001.
5）長田郁夫，中村和恵．NICUにおける母乳育児支援：母乳育児を継続しながら退院を迎えられるように．日本未熟児新生児学会雑誌．22(2)，2010，13-7．
6）Mizuno K, Sakurai M, Itabashi K. Necessity of human milk banking in Japan：Questionnaire survey of neonatologists. Pediatr Int. 57(4), 2015, 639-44.
7）The Human Milk Banking Association of North America. Guidelines for the Establishment and Operation of a Donor Human Milk Bank. 2013.
8）ESPGHAN Committee on Nutrition. Donor human milk for preterm infants：current evidence and research directions. J Pediatr Gastroenterol Nutr. 57(4), 2013, 535-42.
9）Centre for Clinical Practice at NICE (UK). Donor Breast Milk Banks：The Operation of Donor Milk Bank Services. NICE Clinical Guidelines, No. 93.
10）Italian Association of Human Milk Banks. Guidelines for the establishment and operation of a donor human milk bank. J Matern Fetal Neonatal Med. Suppl 2, 2010, 1-20.
11）de Oliveira PR. Yamamoto AY. de Souza CB. et al. Hepatitis B viral markers in banked human milk before and after Holder pasteurization. J Clin Virol. 45(4), 2009, 281-4.
12）Hilfenhaus J. Groner A. Nowak T. et al. AAnalysis of human plasma products：polymerase chain reaction does not discriminate between live and inactivated viruses. Transfusion. 37(9), 1997, 935-40.
13）Bradley, JS. "Hepatitis". Infectious Diseases of the Fetus and Newborn Infant. Remington, JS. et al., eds. Philadelphia, Saunders, 2006, 823-43.
14）Eglin RP. Wilkinson AR. HIV infection and pasteurisation of breast milk. Lancet. 1(8541), 1987, 1093.
15）Orloff SL. Wallingford JC. McDougal JS. Inactivation of human immunodeficiency virus type I in human milk：effects of intrinsic factors in human milk and of pasteurization. J Hum Lact. 9(1), 1993, 13-7.
16）Hamprecht K. Maschmann J. Muller D. et al. Cytomegalovirus (CMV) inactivation in breast milk：reassessment of pasteurization and freeze-thawing. Pediatr Res. 56(4), 2004, 529-35.
17）Ferreira CS. Martinho PC. Amato Neto V. et al. Pasteurization of human milk to prevent transmission of Chagas disease. Rev Inst Med Trop Sao Paulo. 43(3), 2001, 161-2.
18）American Academy of Pediatrics. Recommended standards for the operation of Mothers' milk bureaus. J Pediatr. 23, 1943, 112-28.
19）World Health Organization. Infant and Yound Child Nutrition：Global Strategy on Infant and Yound Child Feeding. 16 April 2002.
20）Kim J. Unger S. Canadian Paediatric Society, Nutrition and Gastroenterology Committee. Human milk banking. Paediatr Child Health. 15(9), 2010, 595-8.
21）Food and Drug Administration. Minutes of the December 6, 2010 Meeting on Donor Milk Banking. http://www.fda.gov/downloads/AdvisoryCommittees/CommitteesMeetingMaterials/PediatricAdvisoryCommittee/UCM238627.pdf
22）US Department of Health and Human Services. The Surgeon General's Call to Action to Support Breastfeeding 2011. http://www.surgeongeneral.gov/library/calls/breastfeeding/calltoactiontosupportbreastfeeding.pdf
23）https://www.hmbana.org/sites/default/files/images/20130523/20Newsletter.pdf

24) Liebhaber M. Lewiston NJ. Asquith MT. et al. Alterations of lymphocytes and of antibody content of human milk after processing. J Pediatr. 91(6), 1977, 897-900.
25) Lawrence RA. Storage of human milk and the influence of procedures on immunological components of human milk. Acta Paediatr Suppl. 88(430), 1999, 14-8.
26) Williamson S. Finucane E. Ellis H. et al. Effect of heat treatment of human milk on absorption of nitrogen, fat, sodium, calcium, and phosphorus by preterm infants. Arch Dis Child. 53(7), 1978, 555-63.
27) Ford JE. Law BA. Marshall VM. et al. Influence of the heat treatment of human milk on some of its protective constituents. J Pediatr. 90(1), 1977, 29-35.
28) Van Zoeren-Grobben D. Schrijver J. Van den Berg H. et al. Human milk vitamin content after pasteurisation, storage, or tube feeding. Arch Dis Child. 62(2), 1987, 161-5.
29) Donnelly-Vanderloo M. O'Connor DL Shoukri M. Impact of pasteurization and procedures commonly used to rethermalize stored human milk on folate content Nutr Res. 14(9), 1994, 1305-16.
30) Tully DB. Jones F. Tully MR. Donor milk : what's in it and what's not. J Hum Lact. 17(2), 2001, 152-5.
31) Bertino E. Coppa GV. Giuliani F. et al Effects of Holder pasteurization on human milk oligosaccharides. Int J Immunopathol Pharmacol. 21(2), 2008, 381-5.
32) Kim J. Unger S. Human milk banking. Paediatr Child Health. 15(9), 2010, 595-602.
33) Fidler N. Sauerwald TU. Demmelmair H. Fat content and fatty acid composition of fresh, pasteurized, or sterilized human milk. Adv Exp Med Biol. 501, 2001, 485-95.
34) Wardell JM. Wright AJ. Bardsley WG. et al. Bile salt-stimulated lipase and esterase activity in human milk after collection, storage, and heating : nutritional implications. Pediatr Res. 18(4), 1984, 382-6.
35) Friend BA. Shahani KM. Long CA. et al. Evaluation of freeze-drying, pasteurization, high-temperature heating and storage on selected enzymes, B-vitamins and lipids of mature human milk. J Food Prot. 46, 1983, 330-4.
36) Goldblum RM. Dill CW. Albrecht TB. et al. Rapid high-temperature treatment of human milk. J Pediatr. 104(3), 1984, 380-5.
37) Koenig A. de Albuquerque Diniz EM. Barbosa SF. et al. Immunologic factors in human milk : the effects of gestational age and pasteurization. J Hum Lact. 21(4), 2005, 439-43.
38) Eyres R. Elliott RB. Howie RN. et al. Low-temperature pasteurisation of human milk. N Z Med J. 87(606), 1978, 134-5.
39) Wills ME. Han VE. Harris DA. et al. Short-time low-temperature pasteurisation of human milk. Early Hum Dev. 7(1), 1982, 71-80.
40) Chantry CJ. Wiedeman J. Buehring G. et al. Effect of flash-heat treatment on antimicrobial activity of breastmilk. Breastfeed Med. 6(3), 2011, 111-6.
41) Chantry CJ. Israel-Ballard K. Moldoveanu Z. et al. Effect of flash-heat treatment on immunoglobulins in breast milk. J Acquir Immune Defic Syndr. 51(3), 2009, 264-7.
42) Gibbs JH. Fisher C. Bhattacharya S. et al. Drip breast milk : it's composition, collection and pasteurization. Early Hum Dev. 1(3), 1977, 227-45.
43) Braga LP. Palhares DB. Effect of evaporation and pasteurization in the biochemical and

immunological composition of human milk. J Pediatr (Rio J). 83(1), 2007, 59-63.
44) Welsh JK. Arsenakis M. Coelen RJ. et al. Effect of antiviral lipids, heat, and freezing on the activity of viruses in human milk. J Infect Dis. 140(3), 1979, 322-8.
45) Silvestre D. Ruiz P. Martinez-Costa C. et al. Effect of pasteurization on the bactericidal capacity of human milk. J Hum Lact. 24(4), 2008, 371-6.
46) Espinosa-Martos I. Montilla A. de Segura AG. et al. Bacteriological, biochemical, and immunological modifications in human colostrum after Holder pasteurisation. J Pediatr Gastroenterol Nutr. 56(5), 2013, 560-8.
47) Czank C. Prime DK. Hartmann B. et al. Retention of the immunological proteins of pasteurized human milk in relation to pasteurizer design and practice. Pediatr Res. 66(4), 2009, 374-9.
48) McPherson RJ. Wagner CL. The effect of pasteurization on transforming growth factor alpha and transforming growth factor beta 2 concentrations in human milk. Adv Exp Med Biol. 501, 2001, 559-66.
49) Ewaschuk JB. Unger S. O'Connor DL. et al. Effect of pasteurization on selected immune components of donated human breast milk. J Perinatol. 31(9), 2011, 593-8.
50) Goelz R. Hihn E. Hamprecht K. et al. Effects of different CMV-heat-inactivation-methods on growth factors in human breast milk. Pediatr Res. 65(4), 2009, 458-61.
51) Donovan SM. Hintz RL. Rosenfeld RG. Insulin-like growth factors I and II and their binding proteins in human milk : effect of heat treatment on IGF and IGF binding protein stability. J Pediatr Gastroenterol Nutr. 13(3), 1991, 242-53.
52) Untalan PB. Keeney SE. Palkowetz KH. et al. Heat susceptibility of interleukin-10 and other cytokines in donor human milk. Breastfeed Med. 4(3), 2009, 137-44.
53) Van Gysel M. Cossey V. Fieuws S. Impact of pasteurization on the antibacterial properties of human milk. Eur J Pediatr. 171(8), 2012, 1231-7.
54) Christen L. Lai CT. Hartmann B. et al. The effect of UV-C pasteurization on bacteriostatic properties and immunological proteins of donor human milk. PLoS One. 8(12), 2013, e85867.
55) Cristofalo EA. Schanler RJ. Blanco CL. et al. Randomized trial of exclusive human milk versus preterm formula diets in extremely premature infants. J Pediatr. 163(6), 2013, 1592-5.
56) Kusuda S. Fujimura M. Uchiyama A ; Neonatal Research Network, Japan. Trends in morbidity and mortality among very-low-birth-weight infants from 2003 to 2008 in Japan. Pediatr Res. 72(5), 2012, 531-8.
57) Ganapathy V. Hay JW. Kim JH. Costs of necrotizing enterocolitis and cost-effectiveness of exclusively human milk-based products in feeding extremely premature infants. Breastfeed Med. 7(1), 2012, 29-37.
58) Dilli D. Eras Z. Özkan Ulu H. et al. Does necrotizing enterocolitis affect growth and neurodevelopmental outcome in very low birth weight infants? Pediatr Surg Int. 28(5), 2012, 471-6.
59) Shulman RJ. Schanler RJ. Lau C. et al. Early feeding, feeding tolerance, and lactase activity in preterm infants. J Pediatr. 133(5), 1998, 645-9.
60) Bjornvad CR. Schmidt M. Petersen YM. et al. Preterm birth makes the immature intestine sensitive to feeding-induced intestinal atrophy. Am J Physiol Regul Integr Comp Physiol. 289(4), 2005, R1212-22.

61) Abrahamse E. Minekus M. van Aken GA. Development of the Digestive System-Experimental Challenges and Approaches of Infant Lipid Digestion. Food Dig. 3(1-3), 2012, 63-77.
62) Catassi C. Bonucci A. Coppa GV. Intestinal permeability changes during the first month : effect of natural versus artificial feeding. J Pediatr Gastroenterol Nutr. 21(4), 1995, 383-6.
63) Taylor SN. Basile LA. Ebeling M. Intestinal permeability in preterm infants by feeding type : mother's milk versus formula. Breastfeed Med. 4(1), 2009, 11-5.
64) Bjornvad CR. Thymann T. Deutz NE. et al. Enteral feeding induces diet-dependent mucosal dysfunction, bacterial proliferation, and necrotizing enterocolitis in preterm pigs on parenteral nutrition. Am J Physiol Gastrointest Liver Physiol. 295(5), 2008, G1092-103.
65) Guaraldi F. Salvatori G. Effect of breast and formula feeding on gut microbiota shaping in newborns. Front Cell Infect Microbiol. 2, 2012, 94.
66) Jeong K. Nguyen V. Kim J. Human milk oligosaccharides : the novel modulator of intestinal microbiota. BMB Rep. 45(8), 2012, 433-41.
67) Van Haver ER. Sangild PT. Oste M. et al. Diet-dependent mucosal colonization and interleukin-1beta responses in preterm pigs susceptible to necrotizing enterocolitis. J Pediatr Gastroenterol Nutr. 49(1), 2009, 90-8.
68) Sangild PT. Siggers RH. Schmidt M. et al. Diet- and colonization-dependent intestinal dysfunction predisposes to necrotizing enterocolitis in preterm pigs. Gastroenterology. 130(6), 2006, 1776-92.
69) Bjornvad CR. Thymann T. Deutz NE. et al. Enteral feeding induces diet-dependent mucosal dysfunction, bacterial proliferation, and necrotizing enterocolitis in preterm pigs on parenteral nutrition. Am J Physiol Gastrointest Liver Physiol. 295(5), 2008, G1092-103.
70) J Physiol Regul Integr Comp Physiol. in print.
71) Sangild PT. Siggers RH. Schmidt MA. et al. Diet- and colonization-dependent intestinal dysfunction predisposes to necrotizing enterocolitis in preterm pigs. Gastroenterology. 130(6), 2006, 1776-92.
72) Bjornvad CR. Thymann T. Deutz NE. et al. Enteral feeding induces diet-dependent mucosal dysfunction, bacterial proliferation, and necrotizing enterocolitis in preterm pigs on parenteral nutrition. Am J Physiol Gastrointest Liver Physiol. 295(5), 2008, G1092-103.

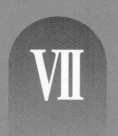

早産児母乳育児Q&A

Question 1 母親が降圧薬を飲んでいますが、母乳に影響はありませんか？ 母体が基礎疾患のため服薬している場合、乳汁中に移行し、児に影響する薬剤にはどんなものがありますか？

　日本高血圧学会の「高血圧治療ガイドライン2014」に「授乳が可能と考えられる降圧薬」が掲載されています。Ca拮抗薬ではニフェジピン（アダラート®、セパミット®）、ニカルジピン塩酸塩（ペルジピン®）、アムロジピンベシル塩酸（ノルバスク®、アムロジン®）、ジルチアゼム塩酸塩（ヘルベッサー®）、αβ遮断薬ではラベタロール（トランデート®）、β遮断薬ではプロプラノロール塩酸塩（インデラル®）、中枢作動薬ではメチルドパ（アルドメット®）、血管拡張薬ではヒドララジン（アプレゾリン®）、ACE阻害薬ではカプトプリル（カプトプリル®）、エナラプリルマレイン塩酸（レニベース®）が挙げられています。

　母乳中濃度が比較的高いなど赤ちゃんに影響が出る可能性のある降圧薬としては、α遮断薬のプラゾシン塩酸塩（ミニプレス®）、β遮断薬のアセブトロール塩酸塩（アセタノール®、セクトラール®）、アテノロール（アテノール®、アルプレノール®、テノーミン®）があり、他剤への変更が望ましいです。

　授乳が可能とされる降圧薬に入っているアムロジピンベシル塩酸は情報が少なく、さらに半減期が長いため、長期投与に際しては、赤ちゃんの徐脈や低血圧に注意が必要です。ほとんどの降圧薬の添付文書には授乳中は使用を避けるように記載されており、授乳中の安全に関する臨床データも十分とは言えないので、長期投与になる際には服用の必要性や赤ちゃんの状態を観察することなどをお母さんとよく話し合っておく必要があります。

　高血圧以外の基礎疾患について、糖尿病ではインスリン製剤は授乳可能です。経口糖尿病薬についてはデータが十分とはいえませんが、メトホルミンやα-グルコシダーゼ阻害薬は授乳可能と考えられます。甲状腺疾患では、抗甲状腺ホルモン製剤のプロピオウラシルとチアマゾール、甲状腺ホルモン製剤のレボフロキサシンナトリウム（チラージン®S）は授乳可能ですが、ヨウ素化合物のヨウ化カリウムは禁忌なので注意が必要です。

（平林　円）

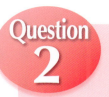

Question 2 母親がGBS陽性で、分娩前に抗生物質を投与しました。母乳をあげても大丈夫でしょうか？授乳を控えたほうがよい感染症についても教えてください

　分娩前や分娩後に母親に投与される抗生物質は、胎盤や母乳を通じて赤ちゃんに移行しても大丈夫なセファム系やペニシリン系などが選択されますので、授乳には差し支えないことがほとんどです。より新しいカルバペネム系の抗生物質も授乳は可能だと考えられます。新生児の肥厚性幽門狭窄症への関与が考えられるマクロライド系のエリスロマイシン投与には注意が必要です。ミノサイクリンなどのテトラサイクリン系抗生物質は、歯牙の着色や骨成長抑制などの副作用のため、3週間以上の長期投与は避けるようにします。

　日本など人工乳が入手可能な地域では、母親がHIV陽性の際は授乳を控えるように勧奨されていますが、十分な人工乳を入手できない環境では、混合栄養より母乳育児が勧められています。HTLV-1陽性時には、人工乳、冷凍母乳、3カ月以内の短期母乳育児が選択肢となります。生後5〜6カ月を超えて母乳育児を続けるとHTLV-1の感染リスクが高くなりますので、短期母乳育児を選択した時には4カ月以降に人工乳に移行できるようにあらかじめ計画をしっかり立てておく必要があります。単純ヘルペスウイルスや梅毒の病変が乳房にあるとき、活動性結核のときには直接授乳は避けるようにします。麻疹では発疹出現後72時間、水痘では発疹が痂皮化するまで、百日咳では抗生物質内服後5日間は直接授乳を避けます。

　母親がHBVキャリアでも生後12時間以内のHBグロブリン投与とHBワクチン接種による垂直感染予防処置が実施されていれば、母乳育児に支障はありません。HCVキャリアの場合も母乳育児によって垂直感染率が上昇することはないので、母乳育児は可能です。風疹ウイルス、ムンプスウイルス、EBウイルスは母乳中に病原体が存在しますが、経母乳感染では無症候性のことが多く、授乳を止める必要はありません。

（平林　円）

Question 3 母親がウイルス性胃腸炎にかかりました。家庭での搾乳の衛生面が心配です。通常どおり、搾乳を続けてもよいのでしょうか？

　ウイルス性胃腸炎の原因として、冬季はロタウイルス、ノロウイルス、アストロウイルスなどが多く、夏季にはアデノウイルスが多くなります。いずれのウイルスもウイルス自体が母乳中に存在しているという報告はありません。ウイルスに対する特異的IgA抗体が母乳中に分泌され、赤ちゃんの発症予防や症状軽減に役立ちます。母親がウイルス性胃腸炎に罹患していても、手洗いなどをしっかり行った上で水分補給などに努めて母乳育児を続けることが勧められます。搾乳に際しては、手洗いをしっかりすること、搾乳器の洗浄をしっかり行い、煮沸が可能な部品は煮沸消毒を行うようにします。

　赤ちゃんの兄や姉が通っている保育園や幼稚園でウイルス性胃腸炎が流行しているという情報があった場合には家庭に持ち帰らないように手洗いをしっかりさせます。兄や姉がウイルス性胃腸炎に罹患したときには、手洗いはもちろんですが、吐物などを拭き取る際にはマスクや手袋を使用して、便座や吐物を拭き取った後に適切な濃度の塩素系の消毒液を使用します。ウイルスが便中に排泄される期間は2～3週間になることもありますので、症状が良くなった後もしばらくは、手洗い励行など感染防御対策を続ける必要があります。

　ロタウイルスに対しては、経口の生ワクチンが2011年より任意の予防接種として登場しています。2回接種のロタリックス®と3回接種のロタテック®がありますが、いずれも生後6週から接種可能で、ロタリックス®は2回目を生後24週未満、ロタテック®は3回目を生後32週未満までに完了するようになっています。どちらのワクチンもロタウイルス胃腸炎に対する予防効果が十分あり、重症化して入院に至ることを90％以上防ぐことができますので、費用は負担する必要がありますが接種を推奨します。

（平林　円）

Question 4 脊髄くも膜下麻酔による帝王切開での出産です。薬の影響も心配なのですが、帝切何時間後から搾乳は開始できますか？

　脊髄くも膜下麻酔にはブピバカイン塩酸塩（マーカイン®）やリドカイン塩酸塩（キシロカイン®）などの局所麻酔薬が使用されます。ブピバカイン塩酸塩とリドカイン塩酸塩はともに麻酔後の母乳中への移行が少なく、赤ちゃんの1回の哺乳量もまだ少ないので、麻酔後すぐに赤ちゃんへ授乳しても影響は見られません。お母さんの状態が落ち着いていれば、安静にしながら電動搾乳器などを利用して搾乳もできます。

　全身麻酔での帝王切開では、静脈麻酔や吸入麻酔が行われますが、静脈麻酔に使われるプロポフォール（ディプリバン®）やフェンタニルクエン酸塩（デュロテップ®）、チオペンタールナトリウム（ラボナール®）は母乳中への移行が少なく、授乳は可能です。吸入麻酔に使われるイソフルラン（フォーレン®、エスカイン®）や笑気も授乳中の赤ちゃんへの影響はほとんどないと考えられます。母乳を通じて赤ちゃんに移行するより、娩出される前に胎盤を通じて移行する麻酔薬の量の方が多いと考えられます。娩出のタイミングによっては赤ちゃんが眠った状態で娩出されることもありますが、母子ともに麻酔から醒めていれば、問題なく授乳・搾乳できます。

　帝王切開後に使われる鎮痛薬では、アセトアミフェンやイブプロフェン、ジクロフェナクナトリウムが、赤ちゃんへの影響が少ないと考えられています。我慢しないで痛みをコントロールしながら授乳や搾乳を続けた方が、オキシトシンやプロラクチンなど授乳や子育てに関連したホルモンの分泌が促され、母乳分泌量増加につながります。

　妊娠高血圧症症候群で帝王切開になった場合も、授乳や搾乳がストレスになって血圧へ悪影響が心配されることがありますが、お母さんが赤ちゃんの世話や授乳をすることでオキシトシンが分泌され、血圧を下げる方に作用し、精神的にも落ち着きます。安静時間をとりながら、落ち着いた環境で授乳や搾乳を行うことは、お母さんにとっても良いと考えられます。

（平林　円）

Question 5　脂肪分の多い「後乳」をあげるように指導したほうがよいと聞きましたが、「後乳」の見分け方が分かりません。また、「後乳」をあげるため、片方の乳房で授乳が終了した場合、もう片方は搾乳したほうがよいのでしょうか？

　「後乳」は、授乳や搾乳で最初の頃に出てくる「前乳」に比較し、脂肪分の多い乳汁で、後半に分泌されるものを言います。ここからここまでが前乳で、ここからが後乳といった明確な区切りはありません。1回の授乳の中では、射乳反射が起こるたびに脂肪濃度が増え、また午前に比較して午後の方が、同じ母親の乳汁でも脂肪分が増えてきます。

　搾乳したものを透明な容器に入れて比較すると、後乳は前乳より、やや濃く見えます。搾乳しはじめから時間ごとの乳汁をそれぞれ容器に入れて遠心分離すると、脂肪の割合が後半になるほど多くなっていくのが観察されます。赤ちゃんが後乳をよく飲めるようにするには、左右何分ずつといった切り替え授乳よりも、赤ちゃんが片方の乳房を後乳まで飲み終えてから反対側を飲むという方法を提案してみましょう。1回の授乳時間を制限しないで、お母さんと一緒に、赤ちゃんが飲む様子を観察してみましょう。快適な授乳姿勢で赤ちゃんが効果的な吸着と吸啜を行えば、両方の乳房から赤ちゃんは脂肪分の多い後乳を飲むことができ、リラックスした満ち足りた表情で乳房を自らはなすことでしょう（中には、十分な量を飲んでいても乳房から離れたくなくて、ずっと吸着したままの赤ちゃんもいます）。

　分泌の良い母親の場合、赤ちゃんは片方の授乳だけで満腹になってしまうことがあります。その場合、後乳のために、飲まなかった乳房を搾乳しなければならないということはありません。十分な量の母乳が飲み取れていないと推察される場合は搾乳が必要ですが、後乳まで飲めており、体重増加も順調であれば、次の授乳で反対側を飲ませればよいのです。

　しかし、母親の母乳分泌が十分であり、また両方の乳房から十分な量の乳汁を赤ちゃんが飲み取っているにもかかわらず、体重の増えが緩慢な場合、乳糖は多いが脂肪分が少ないためカロリー不足の前乳ばかりを赤ちゃんが飲んでいるという可能性があります。このような場合は、直接授乳の前に少しの時間、搾乳を行った後で授乳を行うようにすれば後乳を飲めるようになり、体重増加につなげることができます。

（三浦孝子）

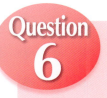

Question 6 乳汁分泌量アップのため、搾乳はおっぱいが「空」になるまでということですが、「空」とは緊満感がなくなるまででしょうか？ 終了のタイミングがわかりません

　搾乳しているお母さんに、少しでも多くの搾母乳が得られるようにと、支援をされていらっしゃって素敵です。さて、分泌量をアップさせるために、乳房を「空」にしましょうと書かれていますが、「空」というイメージがつきにくいのですね。

　毎回の搾乳を、緊満がなくなるというレベルよりも、もう数分搾り続けることで、乳房の中に残されていた少量の後乳が外に出され、乳房を「空」に近くすることができます。Human Milk Banking Association of North America（HMBANA）のJonesらは、母乳分泌が減ってきたら分泌量アップのために通常の搾乳に加えて実施すると効果が出やすい方法として、少なくとも1日1回は赤ちゃんを抱きながら／タッチしながら搾乳をする、乳房のセルフマッサージを行いながら搾乳する、搾乳して分泌が終了したようにみえても、さらに2分搾乳を続ける、などと書いています。

　お母さんが手による搾乳を行っている場合は、片方を搾乳して何も出なくなったところで、反対側の搾乳を行い、その後、もう一度先ほど搾った乳房を搾乳します。分泌は少なくなりますが、少しでも多くの乳汁を外に出し、「空」に近くすることができます。この場合、1日の搾乳回数が減少するほど1回の搾乳時間を増やす必要はありません。1回に2分程度の追加と考えれば、1日10回の搾乳でもトータル20分程度の増加です。

　また手動や電動の搾乳器を使っているときも、手搾りと同様に、いつもだと終了するタイミングに、もう数分の搾乳を加えることで、分泌アップを図ることができます。あるいは、通常のタイミングで器械を止め、数分間の手による搾乳を加えることで母乳分泌がよりアップすることが知られています。

　搾乳のときには、お母さんが快適な搾乳姿勢をとれているか、プライバシーは守られているか、赤ちゃんの写真や匂いを感じられるものが搾乳の場にあるかなども分泌量アップにつながります。

　逆に、搾乳器が母親の乳房や乳頭にフィットしていなくて痛みや不快感がある、効果的な搾乳の仕方について説明を受けていないなどの場合、搾乳量が減ることもありますので、お母さんがどのような搾乳の仕方をしているのか、どのような知識を持っているかを確認することも大切ですね。

（三浦孝子）

Question 7

瓶哺乳で搾母乳をあげていますが、最後まで飲みきれないことが多いです。母乳強化物を添加しているので、飲みきれないことで必要な成分が赤ちゃんに届いていないのではと心配です。また、飲みきれない場合、どのくらい室温で置いておいてもよいのでしょうか？

　赤ちゃんが最後まで飲みきれないと、何か足りなくなるのではないかと心配なのですね。

　赤ちゃんが成長に必要な量の母乳をすべて自分で飲むことができるようになるまでは、無理せずに残った母乳を経管栄養で与えたり、あるいは授乳に適した覚醒状態のときに授乳できるよう哺乳回数を増やすといった工夫をすることもできます。吸啜・嚥下・呼吸の協調がまだ十分でなく、呼吸が浅くなる、あるいは顔色が悪くなる（SpO_2が低下する）といった哺乳中の症状が見られる場合は、経口哺乳に時間や回数を確保し、無理がない計画を立てて進めていきましょう。

　強化母乳は強化剤を添加してから時間が経つと、感染防御成分が低下し、また浸透圧も上昇します。強化母乳における細菌増殖について、HMS-1やHMS-2を用いた報告はありませんが、同じ牛乳由来蛋白質を原料とした強化剤に関して諸外国からいくつかの報告があります。母乳単独と比較して24時間後の細菌増殖が多いというものもあれば[1,2]、室温で6時間後では明らかな増殖はないというものや[3]、24～36時間後でも細菌増殖に明らかな差はなかったというものもあります[4]。しかし加温後4時間以内で細菌が増殖するという報告があり[5]、加温した強化母乳は速やかに使用し、飲み残したものは廃棄するのが安全だと考えられます。また浸透圧に関しては、MCT配合母乳添加用粉末（HMS-2）を規定通り強化した母乳は、添加から24時間経過しても浸透圧は360→400mOsm/kgH_2Oまでしか上昇せず、壊死性腸炎リスク域の450mOsm/kgH_2Oにまで到達することはありません。しかし2時間以上経過すると、母乳中リパーゼによって添加母乳中の中鎖脂肪酸、特に主成分のカプリル酸が分解され[1]、さらに脂肪酸臭が生じるため、赤ちゃんが哺乳を嫌がることがあります。よって、強化母乳はできるだけ早く使用することが望ましいと考えられます。

参考文献
1) Chan GM. Effects of powdered human milk fortifiers on the antibacterial actions of human milk. J Perinatol. 23(8), 2003, 620-3.
2) Chan GM. Lee ML. Rechtman DJ. Effects of a human milk-derived human milk fortifier on the antibacterial actions of human milk. Breastfeed Med. 2(4), 2007, 205-8.
3) Telang S. Berseth CL. Ferguson PW. et al. Fortifying fresh human milk with commercial powdered human milk fortifiers does not affect bacterial growth during 6 hours at room temperature. J Am Diet Assoc. 105(10), 2005, 567-72.
4) Ovali F. Ciftçi I. Cetinkaya Z. et al. Effects of human milk fortifier on the antimicrobial properties of human milk. J Perinatol. 2006, 26(12), 761-3.
5) Jocson MA. Mason EO. Schanler RJ. The effects of nutrient fortification and varying storage conditions on host defense properties of human milk. Pediatrics 100(2 Pt 1), 1997, 240-3.

（菊池　新）

Question 8 解凍した冷凍母乳に、母乳強化物を混ぜて赤ちゃんに与えてもよいのでしょうか？

　母乳強化物は搾母乳の保存方法にかかわらず添加することが可能です（新鮮母乳・冷蔵母乳・解凍母乳）。強化物を添加した母乳はやさしく撹拌し、完全に混和させ、できるだけ早く与えましょう。母乳強化物にはデキストリンが含まれ、これが母乳のアミラーゼによって分解されることで、調乳後、時間とともに浸透圧が増します。母乳強化物を添加したら、できるだけ早く、最大でも24時間以内には使用します。

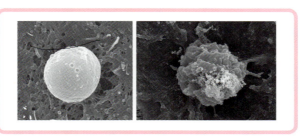

図 Ⅶ-❶ 冷凍母乳の顕微鏡写真
脂肪球の膜成分が壊れているのがわかる。

! 現在、日本で使える母乳強化物は牛乳由来です。そのため「牛乳アレルギー」を起こすこともあります。アメリカでは母乳から作った強化物があります。

また、冷凍母乳に母乳強化物を混ぜると脂肪酸カルシウム結石を作り、消化管閉塞を起こすことがあります。脂肪吸収障害（胆汁うっ滞）のある赤ちゃんでは可能なら、与える直前に添加します。

（水野紀子）

Question 9 冷凍母乳の使用期限が切れてしまいました。廃棄処分するしかないのでしょうか？

　冷凍母乳の使用期限には、施設ごとに若干の違いがあるようです。まずは、NICUのスタッフで冷凍母乳の保存期間について話し合うとよいでしょう。最適なのは3カ月ですが（第Ⅲ章参照）、ディープフリーザーにおいてマイナス20℃以下で冷凍していたのなら、12カ月は使用できると考えてよいでしょう。

　次に、冷凍母乳をNICU内で保存する際に日付をわかりやすくしておくことが大切です。初乳や移行乳はその後の成乳に比べて免疫物質や成長因子なども多く含まれています。この時期（産後10日くらいまで）の母乳は廃棄されることがないよう優先して与えましょう。使用期限が切れるほど母乳分泌が良いお母さんであれば、後乳を持ってきてもらうのもよいかもしれません（後乳については第Ⅳ章参照）。

　たとえ使用期限を過ぎたとしても、沐浴の際に利用してはいかがでしょうか？　お母さんが一生懸命搾乳した母乳です。できれば廃棄するのは避けたいですね。

（水野克己）

♥　「母乳石鹸」でお肌がしっとりします。入院期間の長いお子さんならなおさら、NICU内でもお母さんの手作り石鹸を使ってみてもよいかもしれません。時には息抜き、遊びも大切です。

Question 10 当院では冷凍母乳を室温で4時間かけて解凍していますが、流水や冷蔵庫内での解凍の方がよいという理由はあるのでしょうか？

　解凍方法の決定時に考慮する主なものは、「解凍後の保存方法」「解凍方法による母乳成分の違い」でしょう。

　HMBANAは、解凍母乳を室温（25℃）に置いた場合、4時間以内に使用し終えるように勧告しています。また、解凍母乳は冷蔵庫に保存し、24時間以内に使用します。その理由として、解凍方法によるIgA量の変化が挙げられます。搾母乳の解凍方法による母乳中のIgAの変化を見たPardouの研究によると、冷蔵庫内での解凍だと90％以上が残存するのに対して、流水解凍だと60％しか残りませんでした（図Ⅶ-❷）[1]。

　これらのことから以下の方法が望ましいでしょう。

- 室温解凍後、速やかに使用できる場合は室温解凍が可能である（ただし、解凍開始から4時間以内に使い終える）。
- NICUのように1日分をまとめて解凍する場合には、冷蔵庫内自然解凍や流水解凍が望ましいく、微温湯（30～40℃）解凍は20分以内に行う。保存する場合には、速やかに冷蔵庫内に保存し、解凍を開始した時間から24時間以内に使用する。

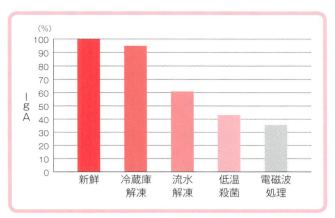

図 Ⅶ-❷ 搾母乳の解凍方法によるIgAの変化（文献1より引用）

> 冷凍母乳の解凍・分注には人手がいるものです。1日分をまとめて解凍するか、一人ひとりに対応するかは、施設のマンパワー、設備などを考慮して決めてはいかがでしょうか？　そうは言っても、搾母乳の量が少量で、容器内には付着程度しかない……。このような場合は、臨機応変に対応しましょう。

参考文献

1) Pardou A. Serruys E. Mascart-Lemone F. et al. Human milk banking : influence of storage processes and of bacterial contamination on some milk constituents. Biol Neonate. 65(5), 1994, 302-9.

（水野紀子）

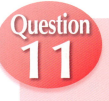

Question 11
強化母乳で腹部膨満や下痢症状が見られる赤ちゃんがいますが、使用感として、HMS-2はHMS-1に比べると、お腹が張りやすいという印象があります。どんな成分が赤ちゃんの消化機能に影響しているのでしょうか？

　日本で発売されている母乳添加用粉末HMS-1とHMS-2の組成を示します（**表Ⅶ-❶**）。標準濃度での比較では、HMS-2はHMS-1に比べて、エネルギーは約2倍、蛋白質、カルシウム、リンは約1.5倍強化されています。

　HMS-2では消化・吸収を考え、蛋白質源として乳蛋白質の酵素消化物（ペプチド）を、また脂質として胆汁酸を必要とせずリパーゼで分解される中鎖脂肪酸トリグリセリド（MCT）を使用しています。またエネルギー源の一部にはデンプンの酵素消化物のデキ

表Ⅶ-❶ 母乳添加用粉末の組成と強化母乳による栄養摂取量

	HMS-1 標準濃度 (0.8g/30mL)	HMS-2 標準濃度 (1.3g/30mL)	HMS-1 強化母乳 (100mL)	HMS-2 強化母乳 (100mL)
熱量（kcal）	3	6	78	88
蛋白質（g）	0.22	0.3	2	2.3
脂質（g）	0.01	0.3	4.2	5.2
糖質（g）	0.46	0.53	7.7	8
ナトリウム（mg）	2.7	5.6	25	35
カルシウム（mg）	21	30	102	132
リン（mg）	12	18	53	74

表 Ⅶ-❷　HMS-2標準濃度強化時の浸透圧変化

調整後の保存時間	直後	2時間後	24時間後
強化母乳浸透圧（mOsm/kgH$_2$O）	360	360	400

注：母乳の浸透圧を280mOsm/kgH$_2$Oとする。　　　　　　（文献2より引用）

ストリンを使用していますが、デキストリンは極低出生体重児において、腹部膨満や嘔吐・下痢を起こしにくいという報告があります[1]。しかしデキストリンは時間が経過すると母乳中のαアミラーゼにより分解されて浸透圧が上昇し、腹部膨満や壊死性腸炎の原因になり得ます。そのため、使用ごとの強化剤添加や、それが難しい場合は浸透圧の上昇がないとされている2時間以内の使用が望ましいでしょう（表Ⅶ-❷）[2]。

　また両強化剤とも乳蛋白質を使用しており、強化母乳のみで栄養されている児でも母乳強化剤により牛乳アレルギーを発症した報告が複数あるため[3〜5]、乳蛋白質がより多く含まれるHMS-2使用時には特に腹部膨満や残渣増加などの症状がないか注意深く観察し、症状出現時はいったん強化を中止し評価する必要があります。

参考文献

1) Kashyap S. Schulze KF. Forsyth M. et al. Growth nutrient retention, and metabolic response in low birth weight infants fed varying intakes of protein and energy. J Pediatr. 113(4), 1988, 1113.
2) 母乳添加用粉末HMS-2解説書．森永乳業．2013.
3) Vlieghe V. Des Roches A. Payot A. et al. Human milk fortifier in preterm babies：source of cow's milk protein sensitization? Allergy. 64(11), 2009, 1690-1.
4) 山田千晴，盆野元紀，五島典子．強化母乳栄養中の感作が考えられたミルクアレルギーの超低出生体重児例．日本小児科学会雑誌．116(9), 2012, 1397.
5) Miyazawa T. Itabashi K. Imai T. Retrospective multicenter survey on food-related symptoms suggestive of cow's milk allergy in NICU neonates. Allergol Int. 62(1), 2013, 85-90.

（菊池　新）

Question 12 カルシウム製剤、リン製剤、鉄剤を投与している赤ちゃんに経管栄養で強化母乳をあげていますが、注入時間と投与時間はずらしたほうがよいのでしょうか？

　強化母乳とカルシウム製剤、リン製剤、鉄剤を同時に投与しても問題がないのか心配なのですね。

　海外からの報告ですが、母乳強化粉末と蛋白質強化剤に鉄剤、カルシウム・リン製剤、総合ビタミン剤を加えた状態での浸透圧変化を調べた報告があります[1]。それによると、併用薬剤が増えるほど、また蛋白質強化剤の添加量が増えるほど浸透圧が上昇し、特に3剤を併用した場合には蛋白質強化剤を添加しなくても浸透圧は1.6倍に上昇し、安全とは言えないレベルにまで到達することがわかっています。

　日本で販売中の母乳添加剤（HMS-1およびHMS-2）の各種薬剤併用時における浸透圧変化に関する報告はありませんが、強化母乳とカルシウム・リン製剤、鉄剤の同時投与は避けた方が安全だと考えられます。

表 Ⅶ-❸ 母乳強化粉末と各種内服併用時の浸透圧変化

	浸透圧（mOsm/L)	
	中間値	範囲
強化母乳	453	432〜495
強化母乳＋鉄剤	441	432〜495
強化母乳＋カルシウム・リン製剤	527	487〜661
強化母乳＋総合ビタミン剤	609	572〜658
強化母乳＋3剤併用	719	565〜869

（文献1を参考に作成）

参考文献

1) Kreissl A. Zwiauer V. Repa A. et al. Effect of fortifiers and additional protein on the osmolarity of human milk : is it still safe for the premature infant? J Pediatr Gastroenterol Nutr. 57(4). 2013, 432-7

（菊池　新）

Question 13 搾母乳と人工乳を混合して赤ちゃんにあげてもよいのでしょうか？

　搾母乳と人工乳は容器内で混ぜないようにします。理由として挙げられることは、母乳と人工乳を混ぜるとリゾチームの活性とサイトカイン（TGF-α）の量が低下する、母乳の抗菌作用が低下して大腸菌の成長が増す、ミネラル吸収が阻害される、などです。1回の授乳で母乳と人工乳を与える場合には、別々の容器で与えるようにしましょう。なお、赤ちゃんの体の中で混在することまでは制限する必要はありません。

（水野紀子）

Question 14 小さく生まれた赤ちゃん。お母さんの乳首よりも赤ちゃんの口が小さく、うまく吸啜できません。有効な支援方法を教えてください

　お母さんの乳頭が小さく生まれた赤ちゃんの口より大きすぎ、赤ちゃんがうまく吸啜できなくて、困っていらっしゃるのですね。吸啜がうまくいかないときは、おそらく吸着も浅くなっているか、あるいは乳頭のすべての部分をふくめず、例えば乳頭の半分くらいが赤ちゃんの口からはみ出している状態かもしれませんね。この場合、赤ちゃんは十分な量の乳汁を飲み取れず、お母さんは乳頭の痛みを感じたり、傷をつくったりしてしまうかもしれません。赤ちゃんに授乳したいのにうまくできないことで、お母さんは悲しくつらい思いをするかもしれません。

　支援者は、赤ちゃんは今、とても小さいけれど、口腔サイズも機能も、これから成長発達していくこと、赤ちゃんの生まれた胎内週数などにより、数日で解決していく赤ちゃんもいれば、数カ月の期間を要して、大きな口を開けてお母さんの乳頭をふくむことができるようになることを伝え、日々の搾乳と直接授乳の練習を支援していきます。徐々に直接授乳ができるようになっていきますので、それまでの間、母乳の分泌量が赤ちゃんの発育に必要なだけ確保し続けられるように、長期にわたるかもしれない搾乳の継続

を励まし続けることも重要です。また搾乳によって、乳頭乳輪全体が軟らかくなり、伸展性がよくなることで、サイズが合わなくて吸着できそうにみえなくても、リクライニング授乳などで快適な環境を整え、赤ちゃん、お母さんを急かすことなく、見守りながらskin to skin contactを行っていると、いつの間にか、大きな口を開け、乳頭のみならず、乳頭乳輪部の広い範囲をしっかり口腔内にとらえて飲み始めることもあります。

　また小さく生まれた赤ちゃんで、お母さんの乳頭を受け入れないからと、搾母乳を人工乳首で与えてしまうと、大きな口を開けることがより困難になってしまうかもしれません。デバイスを選択する場合、それぞれの赤ちゃんとお母さんの授乳の様子をよく観察しながら、またお母さんの話を聴きながら、最も適した方法を選ぶ必要があります。どんな器具で補足する場合にも、「あーん、大きなお口を開けてね！」など声かけしながら、大きな口を開けたら与えるなども一つの方法です。

（三浦孝子）

Question 15 低緊張で飲む力の弱い赤ちゃん。十分量が飲めず、瓶哺乳と経管栄養を併用しています。何かできることはありませんか？

　早産児やダウン症、神経筋疾患などの合併症のある赤ちゃんでは、筋緊張が弱く、上手に経口哺乳できないことがあります。直接哺乳の際に、飲みやすい姿勢を維持するのが困難で、哺乳中に呼吸も不安定になりがちです。このような場合、赤ちゃんの抱き方、吸着させ方を工夫することが重要です。

　効果的な抱き方としては、脇抱き（フットボール抱き）や交差横抱きがあります（p.111参照）。脇抱き（フットボール抱き）は吸わせる乳房と同側の手で赤ちゃんの頭を保持し、赤ちゃんの足がお母さんの背中に来るように脇の下に赤ちゃんを抱えるようにする抱き方です。赤ちゃんの頭をしっかり支え、おっぱいを吸っている赤ちゃんの顔をよく見ることができます。交差横抱きは赤ちゃんの頭をお母さんの手で支え、赤ちゃんの体をお母さんの腕に沿って保持し、反対側の乳房から哺乳させる抱き方で、哺乳している赤ちゃんの状態がよく観察できます。このほかにダンサーハンドポジションという、乳房を下

から手で支え、親指と人差し指でU字型を作って赤ちゃんの下顎を支えて授乳する抱き方があります（p.111参照）。授乳中、赤ちゃんの下顎に乳房の重さがかからないようにすることができ、特に筋緊張の弱い赤ちゃんに適しています。また、赤ちゃんが口を大きく開けて効果的な吸着ができるかを確認することも大事です。

　哺乳瓶で飲む場合と直接母親の乳房から哺乳する場合とでは吸啜の仕方が異なることや、人工乳首の方が乳汁流出が多くなりやすいことから、人工乳首を使用して授乳していると、赤ちゃんは哺乳瓶からの授乳を好むようになる可能性があります。吸啜がうまくできない場合は、できるだけ哺乳瓶での授乳を避けるため、授乳に時間はかかりますが、カップ授乳やシリンジでの授乳などを考えてみてもよいでしょう。

（丸山憲一）

Question 16
修正35週の赤ちゃんに直接授乳を始めましたが、むせたり、ぜこぜこいってばかりで、なかなかうまく飲めないようです。どのように支援すればよいのでしょうか？

　母乳分泌が多くて嚥下が追いつかないのだと思われます。少し搾乳し一度目の射乳反射が収まってから直接授乳を行ってはいかがでしょうか。また、抱き方はいかがでしょう。まだ頭が相対的に重いので、立て抱きでお母さんにしっかり赤ちゃんの頭を支えてもらいましょう。首は軽く伸展するくらいでお母さんの乳頭をふくめるとよいでしょう。うまく飲めないとお母さんががっかりすることも起こりがちです。はじめから上手に飲める赤ちゃんはいないことや、練習してお互いのリズムが合ってくるまで、少しお母さんの方が助けてあげるといいですよ……などと伝えておくと、不安になることもないでしょう。

（水野克己）

Question 17 眠りがちな後期早産児。直接授乳でも吸啜が長く続きませんし、すぐに疲れて寝てしまいます。体重増加も順調とはいえないので、補足を考えた方がよいのでしょうか？

　後期早産児は体が比較的大きいため、正期産児と同じように見られがちですが、体の機能に未熟性が残っていることが少なくないため、注意を要します。よく寝る赤ちゃんや眠りがちな赤ちゃんは、母乳が足りているように見えますが、後期早産児の場合は、十分に哺乳できていない場合があります。また、筋緊張が弱かったり、吸啜が長続きしないことも珍しくありません。

　このような赤ちゃんでは、泣くのを待つのではなく、吸啜様の口の動きや手を口に持っていくなどの母乳を欲しがるサインを参考にし、1日に少なくとも10～12回は授乳するようにします。また、赤ちゃんが吸着し続けるには、効果的な赤ちゃんの抱き方や吸い付かせ方ができているかを注意して見る必要があります。哺乳時に赤ちゃんが嚥下している音が聞こえるかなど、赤ちゃんがきちんと母乳を飲み取れているかも確認します。赤ちゃんが眠りがちで、授乳間隔が長くなってしまう場合は、掛け物を取る、オムツを替える、抱き起こす、手足を軽くこするなどの優しい刺激で赤ちゃんを起こして飲ませます。

　生後24時間以内に3％以上、生後72時間以内に7％以上の体重減少がある場合は、さらに評価し、必要な介入を行う必要があります。赤ちゃんの哺乳について上記のようなことができているかを確認するとともに、母親の乳汁分泌が十分であるかを評価します。乳汁移行が十分でない場合、直接哺乳時に乳房圧迫をすることを勧めたり、母乳育児に詳しい専門家に援助してもらいながらニップルシールドを使用することを考慮してもよいでしょう。母乳分泌に問題なく、赤ちゃんが十分に飲み取れていない場合は、搾乳した母乳を赤ちゃんに補足します。また、後期早産児では母親は帝王切開であったり、妊娠高血圧症候群などの合併症があることが少なくないため、乳汁分泌が減少しがちです。十分な搾母乳が得られない場合は、人工乳の補足が必要です。

（丸山憲一）

Question 18

挿管していましたが気管切開となり、直接授乳に挑戦できるようになりました。しかし乳頭が口腔内に入ると大泣きし、なかなか吸い付けません。どう支援すればよいのでしょうか？

　気管挿管の期間が長く、おしゃぶりを吸っていたことはあっても、吸啜することで液体が口の中に流れてくる経験はなかったのだろうと思われます。赤ちゃんは実際に母乳を飲む・嚥下することを通して哺乳が上手になっていきます。生まれてから長い期間（目安としては修正40週くらいまで）口から飲むことをしないと、「口に加えたものからは液体は出てこない」と刷り込まれてしまいます。気管切開して「これでおっぱいをあげられる」と思ったお母さんにとって、乳頭を口の中に入れると大泣きされたのでは、気落ちしてしまうかもしれませんね。

　まずは、搾乳して母乳が勢いよく出ない状態にしておき、それから、お母さんの素肌のお胸に抱っこ（カンガルー・マザー・ケア）します。そして、赤ちゃんがお母さんの乳頭・乳輪をふくもうとするのを待ってもいいでしょう。早めのサインでトライできるようにします。口にはとても鋭敏な感覚がありますので、嫌な記憶が重なると、お母さんのおっぱいを吸うことがますます難しくなってしまいます。挿管チューブや栄養チューブの挿入など、今まで赤ちゃんにとって口の中に入る刺激は不快なものだったことでしょう。お母さんやスタッフがやさしく声をかけ、口元に心地よい刺激を与えてみましょう。あせりは禁物です。何とか飲ませたいという気持ちを抑えて、肌と肌とで触れ合うことの喜びを感じ取っていただけるとよいでしょう。

（水野克己）

!　口唇周囲へのマッサージで赤ちゃんもお母さんもリラックス！ 授乳への準備運動です。

Question 19

27週で出生した赤ちゃんのお母さん。搾乳が長期にわたることが予想されますが、急性期を脱して、お母さんが搾乳に疲れてきたようです。どうやってサポートすればよいですか？ また分泌を維持し、搾乳を続けるための搾乳量、頻度、間隔などの目安を教えてください

　まず搾乳方法は手による搾乳と搾乳器を使う方法の両方を提示し、母親がそれぞれの利点・欠点を知って選択できるように支援します。手搾乳で母親が手首の痛みや肩こりを訴える場合、うまく搾乳できない場合、母子分離が1カ月以上続く場合は、電動搾乳器の使用を勧めましょう[1]。この質問のように、児がNICUに入院している場合には高性能の電動搾乳器（主にシンフォニー®）で、両方の乳房から同時搾乳できるダブルポンプの使用を勧めます。それによって産後早期からプロラクチン分泌が促進され、母乳分泌量増加が期待できます。母親の入院中に使用感や改善点を確認し、母親自身に合った搾乳方法を見つけます。また面会時、頻繁に搾乳状況や搾乳量を質問すると、母親は責められているように感じたり、つらい気持ちになるかもしれません。看護記録や申し送りの情報を必ず事前に確認し、面会ノートや搾乳日記を利用する工夫や、コミュニケーション・スキルを意識した声かけなど、十分に配慮しましょう。また病棟以外での母乳育児支援として、助産師による母乳外来への受診や地域の開業助産師による訪問についても情報提供し、母親のニーズに合った支援の方法を見つけてもらえるよう話し合いましょう。

　長期に及ぶ搾乳では分泌が低下してくることがあります。母乳分泌維持のためには乳房を「空」にすることが大切なのですが、射乳反射が十分でないと、乳汁が乳腺房から乳管に排出されず乳腺房に残ります。射乳反射はオキシトシン分泌により起こるため、母親が心身ともにリラックスしてオキシトシンが分泌されやすいよう、以下のような工夫を提案します**（表Ⅶ-❹）**[1]。なお、ベッドサイドでの搾乳は、母親が心地よく感じるなら効果的かもしれませんが、慣れない環境や心身の疲労など、状況によってはかえってしんどく感じる母親もいるので、配慮が必要です。

　母乳分泌を増やして維持するために必要な搾乳回数は**表Ⅶ-❺**のように時期によって異なり、安定すれば5回程度でよいとされています[2]。またどの時期も、どの方法でも、痛みを伴わないことが重要です。産後2週間までの母乳分泌量増加がその後の母乳分泌

表 Ⅶ-❹ 母乳分泌を維持するための工夫

- リラクゼーション音楽を聴く
- ゆっくり入浴する
- ゆっくり食事や飲み物を楽しむ
- 乳頭をやさしく刺激したり、マッサージする
- 搾乳前に乳房を温める
- 赤ちゃんの声を聞いたり写真を見る
- 赤ちゃんの使っていた毛布の匂いを嗅ぐ

（文献1を参考に作成）

表 Ⅶ-❺ 搾乳量維持に必要な搾乳回数

時　期	搾乳回数
産後〜日齢3頃（初乳分泌時期）	産後60分以内に搾乳開始 手搾乳と電動搾乳器を併用し1日11回以上
日齢4頃〜2週間	母親が快適な方法で1日7回以上
2週間以降	母親が快適な方法で1日5回以上

（文献2より引用）

維持にとって重要で、搾乳量を1日500mLで維持しておくと、母乳のみで退院できる可能性が高いことを母親に伝えておきましょう。

参考文献

1) 大山牧子．"早産と母乳分泌"．NICUスタッフのための母乳育児支援ハンドブック．第2版．大阪，メディカ出版，2010, 63-73.
2) Morton J. Hall JY. Wong RJ. et al. Combining hand techniques with electric pumping increases milk production in mothers of preterm infants. J Perinatol．J Perinatol. 29(11), 2009, 757-64.

（菊池　新）

Question 20 後期早産児で少しビリルビン値が上がり気味の場合、当院では黄疸と低血糖の予防を兼ねて人工乳を与えています。本当に必要な補足か疑問です

　後期早産児は新生児黄疸や低血糖のリスクが正期産児に比べて高く、注意が必要です。黄疸が増強しやすい理由としては、哺乳量の不足や肝のビリルビン抱合能が未熟であるといったことがあり、血糖が低下しやすい原因としては、哺乳量が少なくなりがちなことや呼吸状態や体温の不安定さからエネルギー消費量が多くなりやすいことがあります。従って、哺乳量が十分でない場合は補足する必要があります。

　その際に、本当に補足が必要なのかを判断するには、過度の体重減少が見られる、尿や便の回数が少ないといった、哺乳量の不足を示唆する一般的な所見があるかを確認することが必要で、乳汁生成第Ⅱ期が始まれば、実際に哺乳前後で体重を測定し、きちんと哺乳できているかを見ることも参考になります。

　黄疸については、定期的に経皮的ビリルビンメーターを使用する、もしくは採血して血清ビリルビンを測定することや、母児間の血液型不適合などの危険因子の有無を確認することが重要です。また、低血糖については米国小児科学会[1]やAcademy of Breastfeeding Medicine[2]から後期早産児の血糖管理についての指針が出ているため、それらを参考にして、施設ごとに血糖測定や血糖低下時の対応などについて考えておくとよいでしょう。

　後期早産児の場合、眠りがちであったり、吸着や有効な吸啜が困難であったり、あるいは呼吸・吸啜・嚥下の協調が未熟であるために十分に母乳を飲み取れていないことがあります。また、後期早産児の母親は帝王切開であったり、糖尿病や妊娠高血圧症候群などの合併症のため母乳分泌が少ないことが少なくありません。母児早期接触や、搾乳についての助言などにより母乳分泌の促進を図るとともに、授乳方法についてお母さんと話し合い、赤ちゃんが母乳を上手に飲み取れるようにすることも重要です。もし、母乳分泌が十分であるにもかかわらず、赤ちゃんが飲み取れていない場合は、搾母乳を補足の第一選択とし、人工乳は母乳が不足した場合に使用するべきです。

参考文献
1）Adamkin DH. Postnatal glucose homeostasis in late-preterm and term infants. Pediatrics. 127(3), 2011, 575-9.
2）Wight N. Marinelli KA. The Academy of Breastfeeding Medicine. ABM clinical protocol #1: guidelines for blood glucose monitoring and treatment of hypoglycemia in term and late-preterm neonates, revised 2014. Breastfeed Med. 9(4), 2014, 173-9.

（丸山憲一）

Question 21
ミルクアレルギーの赤ちゃんは、お母さんが乳製品を摂取しないと母乳には反応しないと聞いたことがあります。ずっと乳製品を摂らないわけにはいかないと思うので、やはりアミノ酸乳などに変えたほうがよいのでしょうか？

　ミルクアレルギーは牛乳由来の抗原に対してアレルギー反応が起こることによって生じる疾患で、下痢や血便などの消化器症状や湿疹などの皮膚症状などが見られることがあります。母親が乳製品を摂取すると、微量ですが、母乳中に牛乳由来の抗原が出てくるため、ミルクアレルギーで抗原に対して非常に敏感な赤ちゃんは、母乳だけを飲んでいても発症することがあります。しかし、母乳だけを与えられていた赤ちゃんに乳児用調整粉乳を飲ませることで初めて発症する場合もあり、抗原に対する反応のしやすさには個人差があります。また、軽微な症状を呈するものから大量の血便や腸閉塞様の症状、ショック症状を認めるものまで、重症度もさまざまです。

　母乳には人工乳にはない多くの利点があること、ミルクアレルギーで使用される加水分解乳では一般の調整用粉乳と異なり、ビオチンが不足する可能性があり、アミノ酸乳や成分栄養ではビオチン、セレン、カルニチン、コリン、ヨウ素が必要量含まれていないといった栄養面での問題もあることなどを考慮すると、加水分解乳やアミノ酸乳に安易に変更することには注意を要します。

　また、抗原に対して非常に過敏な赤ちゃんに母乳を与えるには、お母さんの食事についても厳格な抗原除去が必要となってきますが、母親が乳製品を摂取しない場合は、母

親のカルシウム不足など栄養面の問題が起きる可能性があります。

　症状が軽微な場合や抗原に対する過敏性が強くない場合は、母親の食事制限を行わずに母乳栄養を続けることができることも少なくありません。赤ちゃんの抗原に対する過敏性や症状の重症度なども考慮し、母乳栄養でも問題となるような場合、加水分解乳、アミノ酸乳を選択すべきです。また、母乳を与える場合、母親の乳製品の制限も赤ちゃんの状態を見ながら決める必要があります。お母さんの母乳育児に対する思いも尊重しながら、栄養面や精神面も含めたお母さんに対する支援を行うことが重要です。

（丸山憲一）

Question 22
お母さんの乳頭に傷ができた場合、搾母乳を塗布するとよいと聞きました。それでも良くならない場合は、搾乳を中止し、外用薬を塗布したほうがよいのでしょうか？

　乳頭に傷ができると、お母さんは授乳がとてもつらいですね。早く治してあげたいと支援されていて、素晴らしいです。

　多くの書物には、乳頭に痛みを持つお母さんの支援方法として、伝統的な何かを塗布する、小さな器具を使う、授乳の見直しをする、授乳を短期間中止させる、医薬品を使うなど、さまざまな方法が紹介されています。中でも搾母乳を塗布する方法は、他のクリームやオイル、医薬品を使う方法に比べて、アレルギーの心配がなく、生きた細胞が含まれていることで、皮膚細胞の成長と修復を図ることができるすぐれた方法です。ただし、搾母乳であれ、他のものを塗布する方法であれ、お母さんの手指の清潔が保たれていない場合、感染を起こしてしまい、治りにくい乳頭の傷になることが指摘されています。お母さんがシャワーや入浴をされていれば、授乳時に乳房や乳頭を清拭したり、洗浄したりする必要はありませんが、自分の乳房や乳頭にふれる場合、流水と石鹸でよく手洗いすることで、これらの危険を避けることができます。また授乳直後に乳頭に搾母乳を塗布する前には、乳頭がいったん乾くのを待ってから（フーフーやさしく吹いたりパタパタと乾かしたりするのもよい）搾母乳を塗るといったことでも、治りは早まる

といわれています[1]。

　搾母乳を塗布していても良くならないという場合、他の外用薬を考える前に、「どうして、乳頭に傷ができたのか？　どうすれば、傷をつくらないように授乳できるか？」という点について、お母さんと一緒に直接授乳の方法を見直すことがより大切かもしれません。授乳の姿勢は適切でしょうか？　赤ちゃんは密着していますか？　耳、肩、腰が一直線になっていますか？（リクライニング授乳の場合、一直線にならないこともある）赤ちゃんは乳房と向き合った体勢では赤ちゃんの鼻が乳頭に向かっていますか？　赤ちゃんの身体はお母さんに支えられていますか？　赤ちゃんの下顎が乳房についていますか？　赤ちゃんの口は大きく開いているでしょうか？　お母さんと赤ちゃんは快適な姿勢で授乳できているでしょうか？　このような点をお母さんと赤ちゃんと一緒に見直してみることで、ほとんどの乳頭の痛みや傷が改善されることでしょう。乳頭の痛みや傷は予防が一番ですね！

参考文献
1) Wilson-Clay, B. Hoover, K. The Breastfeeding Atlas. Texas, Lactnews Press, 2013, 212p.

（三浦孝子）

Question 23　母乳バンクから提供されたドナーミルクをNICUで使用するとき、どんなことに気を付ければよいのでしょうか？

ドナーに対して気を付けること

1　ドナー登録

　原則として、患児退院時に余剰な冷凍母乳がある場合、医師から母親に母乳バンクへのドナー登録について説明を行います。患児が入院中の場合でも、「患児の1日の経口摂取量以上の母乳分泌が見られる」「冷凍母乳のストックが経口摂取指示量3日分以上、常時確保されている」などで、患児退院前にドナー登録ができそうな場合は、看護師から医師へ打診し、医師から母親へドナー登録について説明を行います。ドナー登録への

同意が得られた場合は必ず同意書を取得し、電子カルテ用にスキャンするとともに、ドナーであることがすぐに分かるように「母乳バンク　ドナー登録済み」など電子カルテの掲示板に記載し、ドナーに関わる人全てが一目で情報を共有できるようにします。

2　ドナーの心身状態の確認

まずは母親が医師の説明を理解した上でドナー登録に同意しているのかを確認することが大切です。ドナー登録した母親は、わが子のためだけに搾乳を行うわけではないため、搾乳をストレスに感じ、ドナー登録前より分泌量や搾乳量が減少してしまう場合があります。ドナー登録後でも、疑問や不安があるときはいつでも医師からの説明が聞けること、ドナー登録をやめることができることも再度伝えます。また、母親や家族が急性感染症に罹患した場合などは、一時的にドナーになれない状態となります。

搾母乳を受け取る際は、母親にねぎらいの言葉をかけるとともに、体調はどうか、搾乳を負担に感じていないかなど、母親とコミュニケーションを取って心身の状態を確認することが大切です。

3　搾母乳の取り扱い

ドナー登録した母親には、搾母乳に細菌が混入してしまうとドナーミルクとして使用できないことを理解してもらい、清潔な搾乳手技や搾母乳の取り扱いについて説明を行うとともに、手技を確認します。また、毎回必ずチェックリストを記載して搾母乳と共に提供してもらいます。搾母乳受け取り時には、記載内容を確認し、提供された搾母乳と一緒にチェックリストを保管します。

病棟の冷凍母乳専用冷凍庫で保管します。患児に使用する冷凍母乳とドナーミルクは分けて保管します。搾乳量が減少してきた場合は、ドナーミルクの確保よりも患児へ搾母乳を与えることを優先します。

4　ドナー登録中止

ドナー登録している母親の冷凍母乳のストック（own mother's milk）が少なくなった場合は、いつでもドナー登録を中止できます。面会時に冷凍母乳を預かる時や冷凍母乳解凍時など、必ず冷凍庫のストック状況を確認します。

レシピエントに対して気を付けること

1　レシピエント登録

当院におけるレシピエントの基準は、①極低出生体重児、②消化管手術を受けた患児、③人工乳で経腸栄養が進まない患児、④その他、患児の担当医からドナーミルク使用が

必要だと判断された場合、です。これらのいずれかに該当するときに、医師が両親に母乳バンクについて説明を行います。

レシピエント登録への同意が得られた場合は必ず同意書を取得し、電子カルテ用にスキャンするとともに、レシピエントであることがすぐに分かるように「母乳バンク　レシピエント登録済み」など電子カルテの掲示板に記載し、レシピエントに関わる人全てが一目で情報を共有できるようにします。

2　レシピエントの心身状態の確認

患児の出生後早期に説明を行うことが多くなるため、母親が「自分の母乳が出ないから母乳バンクを利用しないといけない」「母親として不十分だ」などといった自責の念を抱いたり、親役割を果たせていないという思いを強く持ったりすることがあります。ドナーミルクよりもown mother's milkが最優先されること、ドナーミルクは母乳分泌が十分になるまでの"つなぎ"として与えることが可能であること、ドナーミルク使用に同意しなくてもよいこと、などを踏まえて、両親で十分に話し合って決定したかを確認します。ドナーミルクの使用については、両親の思いを尊重し、むやみに同意の有無を確認しないことも大切です。また、必ず同意書を受け取ってからドナーミルクを使用し、面会時には使用を開始していることを母親に伝えます。

同意が得られた場合は、産科との日々の情報交換時に情報提供を行うとともに、母親の精神的フォローや産科病棟での搾乳の指導・実施を依頼し、統一した対応ができるよう連携を図っていきます。

ドナーミルクの取り扱いで気を付けること

ドナーミルクを使用しているときは、人工乳は使用不可となります。ドナーミルクは

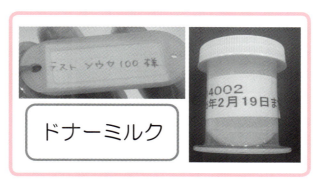

図 VII-❸　ドナーミルクに付ける札

own mother's milkと併用しますが、使用の優先順位は①own mother's milkの新鮮母乳、②own mother's milkの冷蔵母乳、③own mother's milkの冷凍母乳、④ドナーミルクの順となるように、レシピエントに投与します。

　ドナーミルクは母乳バンク専用の冷凍庫で管理し、必要なたびに看護師が医師にドナーミルクの運搬を依頼します。

　電子カルテにてドナーミルク使用とドナーミルクのバッチ番号、使用期限が指示されているかを確認した上で、看護師は医師から冷凍ドナーミルクを受け取ります。受け取る際は、患児氏名とバッチ番号、使用期限のダブルチェックを行い、ドナーミルクに患児の名前札とドナーミルク札を付け、病棟冷凍庫で解凍時まで保管します（図Ⅶ-❸）。その際は、患児の母親の母乳（own mother's milk）とは別のボックスで保管します。

　ドナーミルク札は、医師から受け取ってからレシピエントに投与するまで、必ず付けたままにします。ドナーミルク解凍後はown mother's milkと同様、解凍後24時間以内に使用します。

　ドナーミルクは、低温殺菌後、細菌検査を行って細菌が培養されないもののみ使用します。しかし、ドナーミルクは必ず説明と同意を得てから使用するため、投与する患者の間違いが起こらないように、own mother's milkと同様のリスクマネジメントを行います。

参考文献
1）昭和大学江東豊洲病院母乳バンク運営基準
2）昭和大学江東豊洲病院NICU看護手順

（高橋智恵子・齋藤有希江）

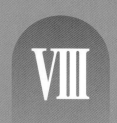

便利ツール・説明シート集

1. 家族への説明シート
2. 医療者用シート
3. 母乳バンク運用に役立つツール
4. 冊子「母乳バンクってなに？」

初乳とown mother's milk
これが赤ちゃんにとって最強です

　初乳（しょにゅう、英語ではコロストラム colostrumといいます）は産後2日目くらいまでの母乳のことです。
　少し黄色っぽくて分泌量はまだ少ないですが、赤ちゃんが健康な生活を始めるために必要な成分がたくさん入っています。

● 初乳は赤ちゃんの母体外での生活への対応をサポートします
　酸素の多い環境に対応するために抗酸化物質であるβカロテンやビタミンA、ビタミンEを多く含んでいます。

● 初乳は一番初めの予防接種です
　病気の原因となる細菌やウイルスからお母さんの体を守っているさまざまな免疫細胞（マクロファージや多核白血球、リンパ球）が、生きたまま母乳を通して赤ちゃんの体へ届けられます。
　IgAなどの免疫グロブリンやラクトフェリンなど、抗菌活性を持つ種々の蛋白質や糖質が多く含まれています。

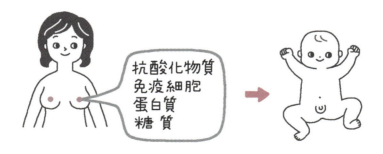

● **赤ちゃんを生んだお母さんの母乳（own mother's milk）が一番です**

お母さんからのメッセージ付きの贈り物です。

　ヒトの体の表面や口、消化管などにはさまざまな細菌が住み着いていて、常在細菌叢（じょうざいさいきんそう）と呼ばれています。これらの細菌は弱酸性環境を保って皮膚の健康を維持し、消化管では食物の消化を助けてヒトが自分で作れない栄養素を産生してくれたり、広い腸管粘膜を介してヒトの免疫やアレルギーの調節にも役立っています。

　赤ちゃんが生まれる時に産道を通る際や、分娩後早期の皮膚接触、授乳などの際に、お母さんの常在菌が赤ちゃんに受け継がれます。初乳の成分は赤ちゃんにとって大切な常在菌の発育を助けます。初乳に含まれる免疫細胞は常在菌の一部やDNA断片などを含んでいて、お母さんから贈られる常在菌についての情報を赤ちゃんに伝える役割があると考えられています。

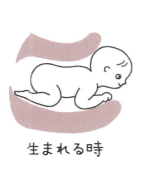
生まれる時

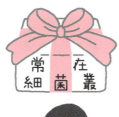
常在細菌叢

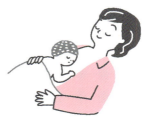
早期皮膚接触

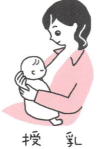
授乳

NICUで赤ちゃんは、
こんなふうにおっぱいを飲みます！

● **生後なるべく早い時間から胃管を使って哺乳を開始します！**

　生後まもない時期は赤ちゃんの力でおっぱいから飲むことは難しいので、胃管といって口や鼻から胃に入れたチューブを使って母乳を与えます（経管栄養）。経管栄養でなるべく早く母乳を飲ませることには、腸の中に詰まった胎便といううんちを早く出して、腸を育て、また細菌などの感染症から守るという重要な目的があります。また哺乳する前に胃管から母乳や胃液が返ってこないかを確認することができるので、赤ちゃん一人ひとりの状態に合わせたオーダーメードの哺乳量を決めることもできます。

　最初に与える母乳の量は赤ちゃんの体重や胃の大きさを参考に、少ない量から始めて少しずつ増量していきます。その際は母乳が収まるかだけでなく、お腹の動きや張り具合、排便、全身の状態なども考慮して決めていきます。通常は１日８回（３時間ごと）か１日12回（２時間ごと）で定期的に胃管から母乳を与えます。

● **おっぱいを吸って、飲みこんで、呼吸するサイクルが回るようになり、口から飲めるようになります！**

　赤ちゃんが成長すると乳首を吸うような口の動きが見られるようになります。これを吸啜といいます。赤ちゃんがおっぱいから飲む（直接授乳）ためには最終的に
「吸啜」：おっぱいを吸う
「嚥下」：口に入った母乳を飲みこむ
「呼吸」：休むことなく息をする
の３つがうまく調節できるようになる必要があり、成長に伴ってできるようになります。

　このうち吸啜については修正32週（出産予定日から２か月前）から少しずつ見られるようになり、次第に強くなります。一方で呼吸に関しては、お子さんの在胎週数や出生前後の経過、治療の影響で大きく異なるため、おっぱいから飲めるようになる時期はお子さんによってまちまちです。たいへん順調に進んだ場合では、おおむね修正36〜37週ごろ（出産予定日の約１か月前）になればおっぱいから飲む

ことができます。

● 口から飲み始めるのはカンガルーケアをしているときがお勧めです！

　吸啜が見られるようになったら、カンガルーケアをしながらおっぱいをくわえてみます。最初は嚥下が十分にできないため、あらかじめ搾乳をしておいて空になったおっぱいを吸ってもらいます。早い時期からこの練習を積み重ねると、より早くにすべて口から飲めるようになることがわかっています。赤ちゃんは次第に口に入ってくる母乳を嚥下できるようになり、搾乳をしていないおっぱいから飲む練習を始めていきます。

● 赤ちゃんの飲む力や欲しがる様子に合わせて
　直接授乳を進めていきましょう！

　赤ちゃんの状態を下図のように5段階にわけたとき、授乳に適した状態はこのうち「うとうと」「穏やかな覚醒」「活発な覚醒」の状態にあるときと言われています。

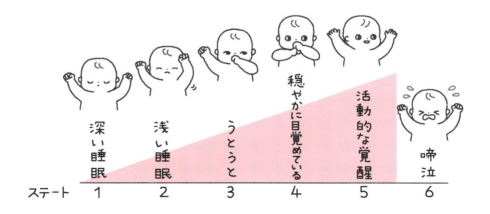

しかし早産で生まれた赤ちゃんは眠りがちであったり、泣いていたと思えばすぐ眠ってしまったりすることがあります。またお口が大きく開きにくかったり、おっぱいをくわえる力が弱く、たくさんの母乳を飲みとることができなかったりすることもあります。
　赤ちゃんの抱き方やおっぱいのくわえ方によって、より効果的に母乳を飲みとることができたり、また次のような方法で赤ちゃんがより大きく口を開けてくれたりすることがあります。

★赤ちゃんに大きく口を開けてもらう方法★

　赤ちゃんが乳房に近づく前に口が大きく開いている必要があります。次のように赤ちゃんに教えましょう。
①赤ちゃんを乳房につれてきて、上唇を乳頭に触れさせます。
②口をわずかに離します。
③再び、上唇を乳頭にわずかに触れさせて、また離します。
④赤ちゃんが大きく口を開け舌が前に出てくるまで繰り返します。
⑤または、乳頭を赤ちゃんの上唇に沿って口角から口角へ動かし、大きく口を開けるまで待ちます。

　赤ちゃんは予定日に近づくにつれて、より長い時間起きるようになり、哺乳する力も増してきます。お子さんの覚醒状態や生活リズムに合わせて、なるべく長い時間お母さんと一緒に過ごしていただくことが大切です。お子さんやお母さんお一人おひとりによって異なるので、状態に合わせて一緒に考えていきましょう。

もらい乳、こんなに有意義です！

● お子さんに必要な量の母乳が足りないときに、
　「もらい乳」という方法があります！

　お子さんにとっては、何よりお母さんの母乳がいちばんです。とは言っても、時に母乳が足りなくなることがあります。特に産後まもない時期は、生理的にも母乳の分泌が少ないことは珍しくありません。また早産の赤ちゃんを産んだお母さんでは、定期的な搾乳を行っていても、母乳分泌が少し遅く始まるという報告もあります。

　お母さんが搾乳された母乳は、もちろん一滴残らず大切に使います。産後早期には初乳といって免疫力を高める働きを持つ貴重な母乳が出るので、特に大切に使っています。その上で足りない分について、ほかのお母さんから分けてもらって与える「もらい乳」をすることをお勧めしています。それにはいくつか大切な理由があります。

● 母乳は成長や発達の源にとどまらず、
　病気を防ぐ大事なくすりになります！

　早産で生まれたお子さんにとって、母乳は成長や発達のための大切な栄養源になるだけでなく、感染症や腸の病気から赤ちゃんを守るというたいへん重要な働きがあります。生後なるべく早くから母乳を与えることで、腸を動かして胎便を出し、細菌の増殖を防ぐことができます。また母乳には細菌を食べる生きた細胞が含まれ

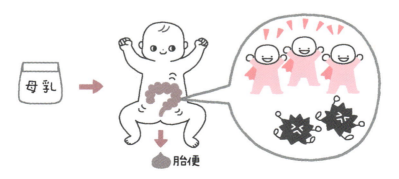

ていますので、生の母乳を与えることで感染症の予防効果を高め、免疫力をつける効果が期待できます。

● お腹の中から使ってきた腸を休ませることなく、
　母乳で育てていくことができます！

　妊娠3カ月ごろになると、お腹の中の赤ちゃんは羊水を飲むことができるようになります。お子さんは羊水からたくさんの栄養を吸収したからこそ、ここまで成長することができました。生まれたあとも、できるだけ休むことなく腸を通して栄養を入れていくことが大切です。生まれた直後の腸管は未熟で、例えば腸の粘膜は細胞と細胞とのすき間が広く、細菌などがより侵入しやすい構造をしていますが、母乳にはそのすき間を閉じやすくして腸を育てる働きがあり、またすでに述べたように、細菌を食べる細胞も含まれるため、母乳は赤ちゃんを感染症から守る強い味方になってくれます。

● もらい乳はこうして実施します！

　もらい乳をする際は、母乳を提供してくださるお母さんの血液検査結果を確認し、母乳を通して感染する可能性があるウイルスについて、すべて陰性である場合にのみ提供をお願いしています。もらい乳を始める前にはお子さんの感染症についても検査を実施します。

　もらい乳はお子さんに必要なとき、必要な期間に限り、必要な量だけ行います。やめる時期は、もらい乳を必要とした理由によっても異なりますが、お母さんの母乳分泌が増えて足りるようになったときや、状況によっては人工乳や栄養剤で赤ちゃんに症状が見られないか確認し、必要がなくなればもらい乳を終了しています。

※母乳バンクが利用できない場合で、母乳（human milk）の必要性が高い場合に利用してください。

取り違え防止チェックシート

授乳時は患者氏名（ID）、母乳ラベル、授乳内容、授乳量、添加物を
2人で声出し、指差し確認

患者氏名＿＿＿＿＿＿＿＿＿＿＿＿　ID＿＿＿＿＿＿＿＿＿＿＿＿

年/月/日	時間	授乳内容	授乳量 (mL)	添加物 HMS-1 (g)	MCT oil (mL)	( )	確認者1 サイン	確認者2 サイン
		母・人工・( )						
		母・人工・( )						
		母・人工・( )						
		母・人工・( )						
		母・人工・( )						
		母・人工・( )						
		母・人工・( )						
		母・人工・( )						
		母・人工・( )						
		母・人工・( )						
		母・人工・( )						
		母・人工・( )						
		母・人工・( )						
		母・人工・( )						
		母・人工・( )						
		母・人工・( )						
		母・人工・( )						
		母・人工・( )						
		母・人工・( )						
		母・人工・( )						

Ⅷ　便利ツール・説明シート集（医療者用シート）

誤投与時の説明書
（誤投与した母乳が、冷凍母乳で感染症が陰性の場合の誤投与を受けた児用）

　このたびは、細心の注意を払っていたにもかかわらず＿＿＿＿＿＿＿＿様に他の赤ちゃんのお母さんの母乳を誤って投与してしまいました。心よりお詫び申し上げます。

　投与した母乳は気付いた後、速やかに、チューブで胃の中から吸引しました。母乳には細菌やウイルスが含まれていることがありますが、ほとんどの場合、これらが問題を起こすことはありません。

　母乳を介する感染が懸念されるウイルスとしてはヒト免疫不全ウイルス（HIV）、ヒトT細胞白血病ウイルス1型（HTLV-1）がありますが、感染を起こすのは長期間、ウイルスを含む母乳が投与された場合に限られます。

　誤って投与した母乳のお母さんについて、直ちにカルテを確認したところ、HIV、HTLV-1の抗体は陰性でした。また、輸血のときに検査の対象となっているB型肝炎、C型肝炎についても陰性でした。

　誤って投与した母乳を介しての感染症のリスクは非常に低いと考えられますが、今後、感染所見について注意して経過観察いたします。

　ご両親のご希望があれば、本日、3カ月後、6カ月後、12カ月後に採血し、HIV、HTLV-1、B型肝炎、C型肝炎についての検査をいたしますのでお申し出ください。

　ご質問、ご意見、心配なことなどがございましたら、いつでも当科医師、当病棟スタッフ、ゼネラルリスクマネージャーまでお申し出ください。

　　　　　　　　　　　　　　　　　　　　　　　年　　　月　　　日
　　　　　　　　　　　　　　　　　　　　　　　病院　　　　　科

　　　　　　　　　　　　　　　　　　　説明医師＿＿＿＿＿＿＿＿＿＿
　　　　　　　　　　　　　　　　　立ち会い看護師＿＿＿＿＿＿＿＿＿＿
　　　　　　　　　　　　　　　説明を聞いた方の氏名＿＿＿＿＿＿＿＿＿＿

誤投与時の説明書
（誤投与された母乳の母親用）

　このたび、細心の注意を払っていたにもかかわらず、＿＿＿＿＿＿＿＿様からお預かりしていた大切な母乳を他の赤ちゃんに誤って投与してしまいました。心よりお詫び申し上げます。

　誠に申し訳ありませんが、母乳を介しての感染症の確認をするために、採血の上、以下のウイルスに関する検査にご協力いただければ幸いです。

☐ ヒトT細胞白血病ウイルス1型抗体
☐ B型肝炎ウイルス抗原
☐ C型肝炎ウイルス抗体
☐ ヒト免疫不全ウイルス抗体
☐ サイトメガロウイルス抗体

　結果に関しては、後日、ご報告させていただくとともに、プライバシーについては十分に注意いたします。

　ご質問、ご意見、心配なことなどがございましたら、いつでも当科医師、当病棟スタッフ、ゼネラルリスクマネージャーまでお申し出ください。

　　　　　　　　　　　　　　　　　　年　　　　月　　　　日
　　　　　　　　　　　　　　　　　　病院　　　　　　科

　　　　　　　　　　　　　　説明医師＿＿＿＿＿＿＿＿＿＿
　　　　　　　　　　　　　立ち会い看護師＿＿＿＿＿＿＿＿＿＿
　　　　　　　　　　　説明を聞いた方の氏名＿＿＿＿＿＿＿＿＿＿

☐ 以上について十分な説明を受け、採血および検査について同意します。

　　　　　　　　　　　　　　　同意者氏名＿＿＿＿＿＿＿＿＿＿

母乳・ミルク確認のための監査項目

	項目	自己 はい	自己 いいえ	他者 はい	他者 いいえ
1	①母乳からの感染のリスクがあることを理解している 　→チェックしなければいけない感染チェック項目を言える ②母乳間違いはレベル2以上の事故だということを認識している （アレルギーがある児、感染チェック項目に該当する母乳を飲ませてしまった時はレベル3） 　→事故直後の対応（処置・報告の手順）、初期対応（家族への連絡・説明・謝罪）、その後の定期的な採血の流れを言える				
2 【実施者側】 確認してもらう側	①温乳器から名前を確認して母乳・ミルクを取り出し、ベッドサイドで母乳・ミルク確認の依頼ができている				
	②当該患者のベッドサイドで、確認者に容器のラベルを提示している				
	③確認者が容器のラベルの名前を声を出して読み上げた後、実施者はベッドネームを声を出して指さし確認を行っている				
	④部門システムの画面上で母乳・ミルク指示画面を開き、ミルクの種類（濃度）と母乳使用可能であることを確認している				
	⑤実施者は、患児に母乳・ミルクを与える直前もう一度ラベルの名前を確認している				
3 【確認者側】 確認する側	①確認を依頼されたら、患児のベッドサイドで哺乳瓶（蓋）またはシリンジに貼ってある患児名の入ったラベルを見て声を出して指さし確認している				
	②実施者がベッドネームを指さし確認時、ラベルとダブルチェックできている				
	③部門システムの画面上で、ミルクの種類（濃度）、母乳使用可能であることを確認している				

倫理委員会提出書類
昭和大学江東豊洲病院におけるドナーミルク供給体制の構築

　出産した母親の母乳が児の栄養として最適であることは疑う余地もない。特に早産児では母乳の重要性が多くの論文で示されている。中でも、罹患すると児の将来に影響を与える疾患である壊死性腸炎、未熟児網膜症、慢性肺疾患、重症感染症は母乳栄養とすることで罹患率・重症度が低下する。しかし、早産児の母親は、早産であることや早産に至った合併症によって母乳分泌が増加しにくい。一方で、母親の母乳分泌が増加するまで、児の経腸栄養を遅らせることには、腸管粘膜の萎縮などのデメリットがある。

　すでに、ほとんどの先進国には母乳バンクが設置されている。母親の疾患や状況により母親の母乳が得られない場合には、人工乳よりも母乳バンクから得られるドナーミルクが優先される。アメリカ小児科学会の方針宣言では、早産児の健康な成長発達におけるHuman Milkの重要性から、「母親の母乳が手に入らない場合にはドナーミルクを与えるべき」と記されている[1]。正期産の母親の母乳（正期産母乳）と早産の母親の母乳（早産母乳）では蛋白質などの栄養素含量、ならびにサイトカイン、成長因子濃度にも違いがあり、早産児には早産母乳が適している。しかし、正期産母乳を処理したドナーミルクであっても、人工乳よりも壊死性腸炎の罹患率を2.5倍低下させることも根拠となっている[2]。

　わが国には母乳バンクがないため、新生児医療の現場では、児の母親の母乳が得られない場合、「もらい乳」を与える（他の母親の母乳を、処理することなく必要な児に与える）ことが一般的であった。野渡は、児の母親の母乳を得ることが難しい場合は、もらい乳の使用を考慮すると記載している[3]。吉永らは、多施設のアンケート調査結果から、児自身の母親の母乳が得られるようになるまで3〜4日を要し、出生早期に用いる乳汁は、人工乳かもらい乳となることを指摘している[4]。2009年の調査結果でも、NICUの3施設に1施設はもらい乳を行っており、同意書をとっていない施設も散見されている[5]。しかし、母乳は体液に属しており、感染性の問題からも、先進国であるわが国において、もはやもらい乳は推奨される方法

だとはいえない。母親にとっても、自分の母乳が出ないために他人のHuman Milkをわが子に与えられるより、ドナーとしての審査を経て、適切な処理と検査を受けたドナーミルクを与えられる方が受け入れられやすい。

当院においても、人工乳を利用することがリスクとなり得る児にドナーミルクを提供する体制を構築する。世界で最もスタンダードとされている北米母乳バンク協会（Human Milk Banking Association of North America；HMBANA）ならびに英国National Institute for Health and Care Excellence（NICE）のガイドラインに従って母乳バンクを運用する。

対象と方法

当院で出産または、児が当院に入院中、外来通院中の女性で、6カ月以内に行った検査で、HIV、HTLV-1、B型肝炎ウイルス（HBV）、C型肝炎ウイルス（HCV）、梅毒が陰性であることが条件となる。自分の児が必要とする以上の母乳を産生することができる場合に、NICU入院児におけるドナーミルクの重要性を説明した上で、同意が得られればドナーとなっていただく。

ドナー登録基準

- ☐ 最近4カ月に血液製剤を投与されていない。血液製剤投与の既往があれば、その4カ月後に血清検査を受けている[注1]。
- ☐ 輸血を受けたことがない。
- ☐ 臓器移植を受けたことがない。
- ☐ ピアスに単回使用用の器材以外のものを用いていない。認可されていない場所で入れ墨をいれていない。1年以内に針刺し事故がない[注2]。
- ☐ 1日に50g（ビールでは1.2リットル、日本酒では2合に相当）以上のアルコールを摂取しない[注3]。
- ☐ 市販薬やドナーミルクに不適切な処方薬の日常的な使用がない。
- ☐ 大量のビタミン剤・薬として使用するハーブ産物（ビタミン・ハーブ複合物含

- [ ] む）を常時使用していない。
- [ ] 厳格な菜食主義者（ビタミンB_{12}補充なし）ではない。
- [ ] 非合法薬を過去1年間使用していない[注4]。
- [ ] タバコ（ニコチンガムやニコチンパッチを含む）を使用していない[注5]。
- [ ] HIV1/2、HTLV-1、HBV、HCV、梅毒がすべて陰性
【検査日：　　年　　月　　日】
- [ ] 過去3年間に白血病やリンパ腫など悪性腫瘍の治療歴がない。
- [ ] HIV、HTLV、肝炎ウイルスのリスクを持つ性的パートナーが最近1年間にいない（血友病や非合法薬・処方されていない薬や針を使用した人を含む）。
- [ ] 以下のような性的パートナー(12カ月以内に：清潔でない針で入れ墨をいれた、不特定多数用の針で入れ墨をいれた、単回使用用の器材以外のもので耳や体にピアスをあけた、汚染された針による針刺し事故があった）が過去12カ月間にいない。
- [ ] 最近1年間に72時間以上刑務所に本人または性的パートナーが収監されていない。
- [ ] ヒト由来下垂体ホルモン、脳硬膜移植、ウシインスリンの投与がない。またクロイツフェルト・ヤコブ病の家族歴がない。
- [ ] 1980年～1996年に3カ月以上英国に在住していない。
- [ ] 1980年から現在まで5年以上ヨーロッパに在住していない。

個人情報保護

　ドナー女性の個人情報を保護するため、個人情報保護管理責任者が、個人を識別できる情報（氏名、住所、生年月日、電話番号など）を削除し、ユニークIDにて管理する。連結可能匿名化のため、個人と符号の対応表を個人情報保護管理責任者が保管する。連結可能匿名化では解析結果から個人へ、あるいは個人から解析結果へさかのぼることができる。

ドナーミルクと臨床情報の管理法

　情報はすべてインターネット接続できないコンピュータ内に保存する。

　ドナーに認定された女性と搾乳方法について再確認する。母乳は搾乳後すぐに冷凍して保存する。急性感染症の罹患、乳房感染の有無、薬物使用、アルコール使用、入れ墨をいれたか、予防接種などの情報が記載された調査票とともに母乳バンクまで配送してもらう。児がNICU入院中のドナーは、児に与える冷凍母乳とドナーミルクとを別にして、調査票と一緒に看護スタッフに渡してもらう。

　母乳は母乳バンクの冷凍庫で保存する。

　搾乳日から3カ月以内に62.5℃で30分間にて低温殺菌を行う。

　低温殺菌の前後に細菌培養検査を行う。処理前でも病原菌が培養された母乳、もしくは処理後はいかなる細菌であっても培養された母乳は提供しない。母乳を小分けして冷凍保存する。

　ドナーミルクを必要とする児が報告されたら、その児の母親にドナーミルクについて担当医が説明し、文書による同意を得る。そののちにドナーミルクを提供するものとする。ドナーおよびレシピエントに関する記録は21年間保存する[6]。

注1：本運用基準では、献血の基準に従い、輸血歴がある場合はドナー登録しない。
注2：日本の献血の基準として、口唇、口腔、鼻腔など、粘膜を貫通してピアスを挿入している人は献血できないことになっている。このため、本運用基準でもこれに準じて、耳介のみとする。なお、入れ墨、耳介のピアスについては6カ月以上経過していれば献血はできるが、母乳バンクのドナー登録については、諸外国の基準にならい1年間とする。
注3：HMBANA2013では、2オンス（56.6g）のアルコールと記載している。
注4：大麻は母乳中に蓄積して高濃度になる。アンフェタミン、コカイン、ヘロイン、マリファナなどの薬物乱用も母乳育児の禁忌である。
注5：喫煙していたり、禁煙のためにニコチン含有物を使用していたりする場合。アメリカ小児科学会は喫煙を母乳育児の禁忌には指定していない。しかし、喫煙女性の母乳にはニコチンならびにニコチンの代謝産物であるコチニンが含まれており[8~10]、母乳で育っている児の血液や尿からもニコチンやコチニンが検出されている[11]。

【引用・参考文献】
1） American Academy of Pediatrics Policy Statement. Breastfeeding and the use of human milk. Pediatrics. 129(3), 2012, e827-41.
2） Quigley MA. Henderson G. Anthony MY. et al. Formula milk versus donor breast milk for feeding preterm or low birth weight infants. Cochrane Database Syst Rev. 2007；(4)：

CD002971.
3）野渡正彦．壊死性腸炎と母乳育児．周産期医学．34(9), 2004, 1399-402.
4）吉永宗義．早産児（低出生体重児）の母乳育児．産婦人科治療．85(4), 2002, 426-30.
5）長田郁夫, 中村和恵．NICUにおける母乳育児支援：母乳育児を継続しながら退院を迎えられるように．日本未熟児新生児学会雑誌．22(2), 2010, 13-7.
6）The Human Milk Banking Association of North America. 2011 Best Practice for Expressing, Storing and Handling Human Milk in Hospitals, Homes, and Child Care Settings. 3rd ed. 2011.
7）The Human Milk Banking Association of North America. Guidelines for the Establishment and Operation of a Donor Human Milk Bank. 2013.
8）Dahlström A. Lundell B. Curvall M. et al. Nicotine and cotinine concentrations in the nursing mother and her infant. Acta Paediatr Scand. 79(2), 1990, 142-7.
9）Luck W. Nau H. Nicotine and cotinine concentrations in serum and milk of nursing smokers. Br J Clin Pharmacol. 18(1), 1984, 9-15.
10）Luck W. Nau H. Nicotine and cotinine concentrations in the milk of smoking mothers：influence of cigarette consumption and diurnal variation. Eur J Pediatr. 146(1), 1987, 21-6.
11）Luck W, Nau H. Nicotine and cotinine concentrations in serum and urine of infants exposed via passive smoking or milk from smoking mothers. J Pediatr. 107(5), 1985, 816-20.

母乳バンクとして登録するためのチェックリスト

全　般

- ☐ 母乳バンクの責任者は医師である。
- ☐ さまざまな領域の専門家（医師、助産師、管理栄養士、薬剤師）によるコンサルテーションが受けられる。
- ☐ 院内感染対策委員会、リスクマネージメント委員会の承認を受けており、定期的に院内感染対策チームによるラウンドを受ける。

ドナー選択

- ☐ ドナー候補者のスクリーニング項目に関する質問票がある（p.225「母乳バンクドナー登録のためのチェックリスト」）。
- ☐ ドナー候補者が健康であると証明する文書（p.227「母乳バンクドナー登録のための健康証明書」）が保管されている。
- ☐ ドナー登録前6カ月以内にHIV-1/2、HTLV-1、B型肝炎ウイルス、C型肝炎ウイルス、そして梅毒について血清スクリーニング検査を受けており、結果を示す書面がある。
- ☐ 血清スクリーニング検査は認可された検査室（検査センター）で行われている。
- ☐ 血清スクリーニング検査で陽性の結果が一つでもあれば、ドナーとして登録していない。
- ☐ ドナー登録後、家族が感染症に罹患したり、本人がアルコールを飲んだり、薬剤を使用したりした際には母乳バンクに報告するよう説明している（p.232「ドナーミルク提供時のチェックリスト」）。

ドナー教育

- ☐ 清潔に搾乳できるよう教育している（p.233-234）。
- ☐ 母乳を提供してはいけない状態を説明している（p.158「一時的にドナーとなれない状況」参照）。

- ☐ 提供する母乳に名前と搾乳日、搾乳量を記すように伝えている。
- ☐ 搾母乳を家庭で適切に冷凍保存できるよう教育している。
- ☐ 搾母乳を冷凍したまま病院に持参（配送）するよう説明している。

母乳バンクでの処理

- ☐ 詳細な運用基準をいつでも参照できる。
- ☐ 運用基準は毎年更新されている。
- ☐ 母乳バンクに影響を与える緊急事態に対する対応プランについて運用基準に記載されている。

母乳バンク施設

- ☐ 母乳バンクスタッフ以外は入室できないよう施錠できる。
- ☐ 母乳の処理を衛生的に行える。
- ☐ 院内感染対策チームの定期的な評価を受けている。
- ☐ 床・壁が清潔である。
- ☐ 通路や作業場所は妨害物がない、作業を行うに十分なスペースがある、母乳や母乳が触れる器具が衣服や個人の所有物に触れない。
- ☐ 害虫がいない。

器具・装置

- ☐ 冷凍庫は安全な場所にある。
- ☐ 冷凍庫内温度はモニター表示されている。
- ☐ 温度計を使って表示されている温度と違いがないか6カ月ごとに確認する。
- ☐ 冷凍庫内の温度は－20℃以下に保たれている。
- ☐ すべての器具・装置の操作マニュアルは母乳バンク内にある。
- ☐ 処理や保存のための装置は母乳バンクの処理のみに使われている。
- ☐ 母乳を処理する人は、キャップ、手袋、ガウン、マスクを着用し、母乳が自分

の体や衣服に付着しないようにしている。
- ☐ 解凍や処理に用いる冷蔵庫は4℃以下に保たれている。
- ☐ 母乳バンクで使用されるすべての器具、冷凍庫、冷蔵庫、低温殺菌器、温度計などは清潔であり、製造会社の取扱説明書に基づいて維持されている。
- ☐ 解凍後の母乳は加熱（62.5℃）や冷凍に適した容器に入っている。
- ☐ 母乳バンクのすべての装置や器具は適切に消毒できる材質でできている。
- ☐ すべての設備は清潔を維持できるように配置されている。
- ☐ 母乳が触れる表面は腐食しにくい材質である。

母乳成分分析

　母乳成分分析は母乳バンクの設立と運営において必須ではない。母乳成分分析を行う場合は以下の要件を遵守する。
- ☐ 製造会社の説明書に従って維持管理されている。
- ☐ どの機器を使用しているか報告できる。

処理（handling）

- ☐ 母乳、母乳に触れる器具、母乳容器などを汚染しない服を着ている。
- ☐ キャップ、手袋、ガウン、マスクを着用して母乳を処理している。
- ☐ 手洗いなど手指衛生を処理前や退室するとき、手指が汚れたときに行っている。
- ☐ 母乳や機器、容器などに落ちてしまいそうな指輪など宝飾品は外している。
- ☐ 母乳バンク内での飲食、ガムをかむといった行為、喫煙は禁止している。
- ☐ スタッフが疾患罹患中であったり、開放性の皮膚病変があったりするなど、母乳処理の最中に病原体汚染の原因となり得る場合は母乳バンクへの入室を禁じている。
- ☐ 母乳処理は無菌操作のための器具（クリーンベンチ）の下で行っている。
- ☐ 母乳が触れる器具や処置エリアは清潔を保っている。
- ☐ 衛生管理が不十分であったり、母乳に細菌混入があったりした場合はスタッフが院内感染対策の専門家の指導を受けている。

- [ ] 処理器具や母乳が触れる装置などはすべて、母乳に細菌混入が起こらないよう十分な頻度で清潔にしている。

提供された母乳の取り扱い

- [ ] 提供された母乳はすべて、ドナーとして認定された女性の母乳であるとわかる。
- [ ] 提供された母乳は、処理するまで目に見える表示を付けて密閉・冷凍の状態を保っている。
- [ ] 母乳バッグに貼付された表示に、名前、搾乳日、推測される搾母乳量が記載されている。外観にて混和物がある場合は廃棄している。

解凍と収集

- [ ] 母乳は質の低下や細菌汚染を防ぐため緩徐に冷蔵庫内で解凍する。
- [ ] 冷蔵庫から取り出された母乳を大きな容器（一般的には0.5〜1Lのフラスコ）に収集する際に、母乳に直射日光が当たらないこと、かつ熱源から1.8m以上離れていることを確認している。
- [ ] 母乳の容器への収集は清潔操作で行われている。

低温殺菌処理

1. サンプル採取

- [ ] 容器に集めた母乳を無菌容器に分配している。
- [ ] 容器内には適切な隙間が残されている（そのまま冷凍保存する場合、冷凍過程で膨張する容積を考慮して）。
- [ ] すべての容器の母乳量はほぼ同量である。
- [ ] すべての容器は加熱処理の間に異物が混入しないようにしっかりと密閉されている。
- [ ] 1つの大きな容器から配分された母乳でも、低温殺菌処理を同じ回で行った母乳のみを同じバッチ番号とする。

例：600mLを100mLずつ入れた場合、6本の容器に分けられる。低温殺菌が一度に4本しか行えない場合は4本と2本、または3本ずつに分けて行うことになる。この場合、2つのバッチ番号が発行されることになる。

2. 加熱処理
□ 母乳の低温殺菌専用に製造された装置を用いている。
□ 温度の変化が適切であるか、3カ月に1回温度センサーを用いて確認している。

3. 冷却と保存
母乳の低温殺菌専用に製造された装置を用いる場合の装置の使用手順を示す。
□ 加熱処理に引き続いて、母乳は急速冷却を行う。冷却後はすぐに冷凍されている（ただし、72時間以内に使用する場合は冷蔵保存も可）。
□ 低温殺菌処理前の母乳と同じ冷凍庫に保存する場合は区別が付きやすいように色の異なるラックに入れる。

4. 母乳容器のラベル
□ 容器にはバッチ番号と使用期限（低温殺菌処理から3カ月以内）を記載している。

5. 細菌検査
□ 低温殺菌処理された母乳から細菌が培養された場合は使用していない。

6. 配　送
□ 母乳バンクからNICUに届くまでドナーミルクはダメージを受けることなく冷凍のままである。
　注：低温殺菌後72時間以内に用いる場合、4℃以下に保たれていれば冷蔵でもよい。

7. ドナーミルクは実際に児に与える目的でのみ提供される
□ ドナーミルクのオーダーフォームにはレシピエントの名前、生年月日、発注日、1日（1週間）に必要なドナーミルク量が記載されている。
□ 母乳バンクはドナーミルクを提供するにあたっての優先順位を文書化している。

8. ドナーミルクの配送
□ ドナーミルクを配送するときバッチ番号も添付する。これにより何らかの問題

が生じたときに追跡することができる。NICUではバッチ番号以外はわからないため、ドナーの個人情報は守られる。

9. 母乳バンクの記録

- [ ] ドナーの記録には以下の項目が含まれており、バッチ番号からさかのぼることができる。
    - ① 初回のドナースクリーニング結果と伝染性疾患に関する既往歴、食生活、飲酒・喫煙を含むライフスタイル
    - ② HIV-1/2、HTLV-1、B型肝炎ウイルス、C型肝炎ウイルス、梅毒のスクリーニング検査が陰性であることを示す検査結果
    - ③ ドナー女性とその児を担当する医療従事者が取得した、搾母乳を提供することについての承諾書
    - ④ ドナー女性の児の生年月日と在胎週数
    - ⑤ 提供するたびに日付を記載する。
- [ ] ドナーとレシピエントの情報管理が適切に行える。
- [ ] ドナー記録ならびに使用したドナーミルクは、レシピエントが21歳になるまで保存する。

記録の管理

- [ ] ドナーミルクのバッチ番号からドナーがわかる。
- [ ] 低温殺菌した日付、低温殺菌した量、一度に処理した容器数、加熱した実際の時間とその時の温度がドナーミルクのバッチ番号からわかる。
- [ ] 低温殺菌前後の細菌検査結果
- [ ] 冷凍庫と冷蔵庫の温度
- [ ] 低温殺菌器の温度確認

レシピエントの記録

- ☐ 発注した医師名
- ☐ 配送した日付、ドナーミルクのバッチ番号、容器の数、配送した総ドナーミルク量
- ☐ 診断名

サービスの質

- ☐ スタッフ：低温殺菌処理を担当するスタッフは毎年、技術や知識について確認されている。
- ☐ ドナーもレシピエントも歓迎している。
- ☐ ドナーやレシピエントからの質問や不安には適切に対応している。

追跡調査とリコール

- ☐ ドナーからレシピエントへのドナーミルクの追跡システムが維持できている。
- ☐ ドナーから提供された母乳がレシピエントに提供された過程を6時間以内に明らかにできることを3年に一度は模擬練習している。
- ☐ リコールに対する母乳バンクの対応：ドナーミルクのリコールがあった場合、母乳バンクの担当者に報告され、原因解析を開始するとともに適切に母乳バンクでの処理を変更する。

母乳バンクへの
ドナー登録のお願い

　赤ちゃんには出産したお母さまの母乳が最適です。特に早く小さく生まれた赤ちゃんでは、母乳は病気の予防にもつながります。そうはいっても、母乳がなかなか出ないお母さまもいらっしゃいます。そのような場合、海外では母乳が出るようになるまでの間、母乳バンクからドナーミルク（ドナーとしての基準を満たした女性から提供された母乳で、検査に合格し、かつ低温殺菌処理をした母乳）をあげることが一般的になっています。多くの学会や機関は、お母さまの病気や状況により自分の母乳をあげられない場合も、人工乳（粉ミルク）よりも母乳バンクから提供されるドナーミルクを優先して与えるように推奨しています。その理由は、小さく生まれた赤ちゃんには、人工乳（粉ミルク）よりもドナーミルクのほうが適しているからです。

　このたび、昭和大学江東豊洲病院NICUでは、諸外国の母乳バンクと同様のシステムを導入し、ドナーミルクを必要とする赤ちゃんに提供できるようになりました。もちろん、お母さま方の母乳は自分の赤ちゃんに与えることが最優先です。もし、「たくさん母乳が出るのでほかの赤ちゃんに使ってもよい」という方は、簡単な質問にお答えいただき趣旨を理解いただいた上でドナー登録していただければ幸いです。お母さまの母乳が多くの未熟な赤ちゃんたちの大きな力となります。なにとぞご協力のほど、よろしくお願いいたします。

同意いただいた場合

　お母様のお名前、生年月日、住所、そして、妊婦健診における検査データ、既往歴などの情報は、責任者が保存します（実際に母乳が与えられた場合、その児が21歳になるまで）。特別なIDを発行し、IDのみが記入されますので、個人情報は保護されます。

搾母乳を持ってこられたとき

　ドナーミルクとして使ってもよい母乳を別にして、スタッフに渡してください。その際、スタッフがチェックリスト（「ドナーミルク提供時のチェックリスト」）を確認させていただきます。

　ドナー登録をした後に同意を撤回されても、お子さまの診療に不利益を受けることは一切ありません。質問などございましたら、遠慮なくおっしゃってください。

昭和大学江東豊洲病院NICU

母乳バンクドナー登録のための
チェックリスト

ドナーの名前 _____　病院ID _____

- ☐ 最近4カ月に血液製剤を投与されていない。血液製剤投与の既往があれば、その4カ月後に血清検査を受けている。
- ☐ 輸血を受けたことがない。
- ☐ 臓器移植を受けたことがない。
- ☐ ピアスに単回使用用の器材以外のものを用いていない。認可されていない場所で入れ墨をいれていない。1年以内の針刺し事故がない。
- ☐ 1日に50g（ビールでは1.2リットル、日本酒では2合に相当）以上のアルコールを摂取しない。
- ☐ 市販薬やドナーミルクに不適切な処方薬の日常的な使用がない。
- ☐ 大量のビタミン剤・薬として使用するハーブ産物（ビタミン・ハーブ複合物含む）を常時使用していない。
- ☐ 厳格な菜食主義者（ビタミンB_{12}補充なし）ではない。
- ☐ 非合法薬を過去1年間使用していない。
- ☐ タバコ（ニコチンガムやニコチンパッチを含む）を使用していない。
- ☐ HIV1/2、HTLV-1、B型肝炎ウイルス、C型肝炎ウイルス、梅毒がすべて陰性
【検査日：　　年　　月　　日】
- ☐ 過去3年間に白血病やリンパ腫など悪性腫瘍の治療歴がない。
- ☐ HIV、HTLV、肝炎ウイルスのリスクを持つ性的パートナーが最近1年間にいない（血友病患者や非合法薬・処方されていない薬や針を使用した人を含む）。
- ☐ 以下のような性的パートナー（12カ月以内に：清潔でない針で入れ墨をいれた、不特定多数用の針で入れ墨をいれた、単回使用用の器材以外のもので耳や体にピアスをあけた、汚染された針による針刺し事故があった）が過去12カ月間にいない。

- ☐ 最近1年間に72時間以上刑務所に本人または性的パートナーが収監されていない。
- ☐ ヒト由来下垂体ホルモン、脳硬膜移植、ウシインスリンの投与がない、またクロイツフェルト・ヤコブ病の家族歴がない。
- ☐ 1980年～1996年に3カ月以上英国に在住していない。
- ☐ 1980年から現在まで5年以上ヨーロッパに在住していない。

確認者（担当医）＿＿＿＿＿＿＿＿＿＿＿＿＿＿＿

日　付＿＿＿＿＿＿年＿＿＿月＿＿＿日

母乳バンク責任者　＿＿＿＿＿＿＿＿＿＿＿＿＿＿＿

日　付＿＿＿＿＿＿年＿＿＿月＿＿＿日

母乳バンクドナー登録のための
健康証明書

＿＿＿＿＿＿＿＿＿＿＿＿＿様は母乳バンクに母乳を提供するにあたって健康上問題のないことを証明します。

日　付＿＿＿＿＿年＿＿＿月＿＿＿日
医師名 ＿＿＿＿＿＿＿＿＿＿＿
（産科入院中であれば産科医に、退院後であれば小児科医でも可）

チェック項目
☐ 合併疾患がない。
☐ 使用中の薬剤がない。
☐ 問診にて以下の項目を確認
　・食欲がある。
　・よく眠れる。
　・疲れやすくない。

母乳バンクドナー登録同意書

昭和大学江東豊洲病院　病院長殿

　ドナー登録するにあたって、私は以下の説明を受け理解しました。

1. 同意をいつでも取りやめることができること
2. 同意しない、または同意を取りやめることにより不利益な取り扱いを受けないこと
3. 母乳を提供することに対する支払いは生じないこと
4. 以下のような場合には、赤ちゃんの担当医に伝える必要があること
    - （ア）私自身、または同居している家族が病気にかかったとき
    - （イ）薬を飲む必要があるとき
    - （ウ）予防接種を受けるとき
    - （エ）ドナーであることに関する質問があるとき
    - （オ）伝染する病気の人と接触があったとき
5. 提供した母乳は昭和大学江東豊洲病院母乳バンクに帰属すること
6. 自分の赤ちゃんに母乳を必要量与えられないときは、母乳の提供をしないこと
7. ドナーの個人情報はすべて保護されること。自分の母乳が与えられた赤ちゃんの両親にも個人情報は伝えないこと
8. 母乳を提供するときは、毎回健康状態を確認するためのチェックリストを付けること

説明日 _____年_____月_____日
説明者署名 _____

　ついては昭和大学江東豊洲病院病院母乳バンクにドナー登録することに同意します。

同意年月日 _____年_____月_____日
本人署名 _____

母乳バンクの
ドナーミルク使用にあたって

　赤ちゃんには出産したお母さまの母乳が最適です。母乳には栄養以外にも消化酵素、成長因子（未熟な器官を成熟させてくれるもの）、ホルモン、免疫物質（赤ちゃんの免疫を補ってくれるもの）、抗炎症物質（炎症を抑えてくれるもの）など独特の物質が含まれています。特に早く小さく生まれた赤ちゃんにとって母乳は病気を予防する"薬"ともいえます。人工乳（粉ミルク）がいかに母乳に近づいたといっても、これらの物質を人工乳（粉ミルク）に入れることはできません。

　母乳をあげたいけれども母乳がなかなか出ない、お母さまの体調がすぐれず母乳を出すことができないといった場合もしばしばあります。そのような場合、海外では母乳が出るようになるまでの間、母乳バンクからドナーミルク（輸血と同様の検査を受けるなど厳しい基準を満たした女性から提供された母乳で、検査に合格し、かつ殺菌処理をした母乳）をあげることも一般的に行われています。この母乳バンクから提供されるドナーミルクは赤ちゃんにとって、容易に消化吸収できるだけでなく、赤ちゃんを感染から守ってくれる多くの生理活性をも持っているのです。

　実際に海外の多くの学会（アメリカやカナダの小児科学会、ヨーロッパ小児栄養学会など）や国際機関（世界保健機関など）は、お母さまの病気や状況により自分の母乳をあげられない場合は、人工乳よりも母乳バンクから提供されるドナーミルクを優先して与えるように推奨しています。

　このたび、昭和大学江東豊洲病院では北米や欧州の母乳バンクと同様のシステムを導入し、ドナーミルクを必要とする赤ちゃんに安心して提供できるようになりました。ドナーとなる方は非喫煙者であり、健康な生活を送っていらっしゃる方だけです。私たち医師がドナーとその赤ちゃんに問題のないことを確認しています。さらに、血液検査により、現時点で母乳によって感染する可能性がある病原体（HIV、HTLV、梅毒、肝炎）を持っていないことを確認しています。もちろん現時点では未知の病原体も含まれている可能性は否定できません。そのため、通常の病原体の

感染性をなくす効果を持つ低温殺菌（62.5℃に加温し、30分間その温度を維持する殺菌方法）を行い、さらに細菌検査を行うなど、世界基準に従って最も安全なドナーミルクを提供しています。また、ドナーの情報ならびにお子さんに与えたドナーミルクは一定期間保存しています。

　もちろん、ドナーミルクは与えたくないというお母さまもいらっしゃることと思います。その場合もこれまで通りの栄養方法で対応することは可能です。また、ドナーミルクを与えはじめても、途中からドナーミルクをあげることをやめることもできます。担当医とよく相談をしてください。
　質問などございましたら、遠慮なくおっしゃってください。

昭和大学江東豊洲病院NICU

ドナーミルク使用についての同意書

昭和大学江東豊洲病院　病院長殿

　私は母乳バンクのドナーミルク使用について、説明文書を用いて説明を受け、十分に理解しました。

1. 同意をいつでも取りやめることができること
2. 同意しない、または同意を取りやめることにより私の赤ちゃんが不利益な取り扱いを受けないこと
3. 個人情報は個人情報保護法のもと厳重に管理されること
4. ドナーの情報は知らされないこと

説明日　＿＿＿＿＿年＿＿＿月＿＿＿日
説明者署名　＿＿＿＿＿＿＿＿＿＿＿＿＿＿＿＿

　については昭和大学江東豊洲病院母乳バンクのドナーミルクを使用することに同意します。

同意年月日　＿＿＿＿＿年＿＿＿月＿＿＿日
本人署名　＿＿＿＿＿＿＿＿＿＿＿＿＿＿＿＿
代諾者署名　＿＿＿＿＿＿＿＿＿＿＿＿＿＿＿＿（必要な場合のみ）
　（氏名：　　　　　　　　　　　本人との続柄：　　　　　）

ドナーミルク提供時のチェックリスト
（搾母乳提供時に毎回の提出をお願いします）

　大切な母乳を提供していただき、ありがとうございます。お母さまの母乳を必要とする赤ちゃんたちに安全に提供するために以下の項目について教えてください。

お母さまやご家族の方が搾乳したときに

- 風邪や胃腸炎などにかかっている。
　　　はい　　　いいえ
- 治療のため薬（市販薬や大量のビタミン剤を含む）を使用している。
　　　はい　　　いいえ
- 搾乳の12時間以内にアルコールを中等量以上（ビール1.2リットル、日本酒2合）飲んだ。
　　　はい　　　いいえ
- 乳腺炎にかかっている。
　　　はい　　　いいえ
- 予防接種を受けた。
　　　はい　　　いいえ
（はいの場合は種類を教えてください　　　　　　　　　　）

ほかに何かこれまでと変わったことがありましたら、教えてください。

日　付 ＿＿＿＿年＿＿月＿＿日
お名前 ＿＿＿＿＿＿＿＿＿＿＿＿

　　　　　　ご協力ありがとうございました。

ドナーミルクを提供くださるお母さんへ
搾乳の仕方
手による搾乳、搾乳器を使う場合の具体例

　母乳バンクにドナー登録していただき、ありがとうございます。提供していただいた母乳を小さな赤ちゃんたちに安全に届けるために、知っておいていただきたいことがあります。

手で母乳を搾る場合

　まず、手洗いをしっかり行いましょう。特に指と指の間や指先は注意しましょう。次に、乳頭・乳輪をぬるま湯や水で湿らせた化粧用コットンで軽く拭いましょう。搾乳するときに、はじめの数mLを捨てても、細菌を減らす効果はありません。
　咳が少し出るような場合は、マスクをして搾乳しましょう。
　終わったら、母乳バッグの封をしっかりと閉じて、名前、日付、おおよその搾乳量を書きましょう。

搾乳器を使用する場合

1．まず手をよく洗いましょう。
2．次に搾乳器を組み立てます。
3．乳頭がトンネルの中央に位置するようにカップを乳房に当てます。
4．スイッチオンにして、圧を少しずつ上げていきます。
5．痛いと感じるところまで上げたら、少し圧を弱めます。
6．最後の1滴が出てから2分くらい搾乳します。
7．スイッチをオフにして、圧がかからない状態になってからカップを外しましょう。

搾乳器による搾乳が終わったら

1. 手をよく洗いましょう。
2. 母乳バッグの封をしっかりと閉じて、名前、日付、おおよその搾乳量を書きましょう
3. 搾乳器の部品を分解します。
4. ポンプの部品のうち、母乳と接する部分は水道水でよく洗いましょう。
5. すべての部品を熱めの石鹸水で洗って、よくすすぎます。
6. その後、きれいに乾かします。
7. 1日1回は熱湯で消毒（煮沸消毒）しましょう。

搾った母乳はすぐに冷凍庫に入れましょう。

昭和大学江東豊洲病院NICU

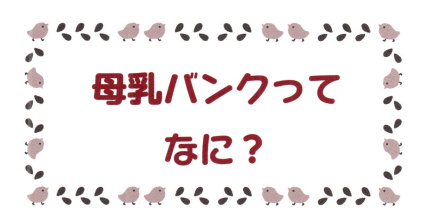

母乳バンクってなに？

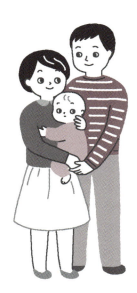

昭和大学江東豊洲病院

※お母さん向けの冊子です。病院名を変えてこのまま使用してください。

この小冊子に出てくる用語

- ドナー：母乳を提供する女性を示します。
- レシピエント：母乳バンクから提供されたドナーミルクをもらう赤ちゃんを示します。
- 母乳バンク：ドナーの選定、提供された母乳の細菌検査・低温殺菌、母乳の保管、ドナーとレシピエントの情報管理を行うところです。
- ドナーミルク：母乳バンクで処理され、検査を受け、基準を満たした母乳を示します。
- もらい乳：ほかのお母さんの母乳で、冷凍はされているが、低温殺菌はしていない母乳を示します。
- 病原菌：わたしたちの身体に通常住み着いている細菌（常在菌）ではなく、病気を起こす細菌のことです。
- 低温殺菌：牛乳の殺菌に使われる方法です。もっとも一般的な方法は62.5℃・30分の加熱です。それにより生の牛乳に存在する病原菌やウイルスを殺します。しかも、牛乳の風味、色合い、栄養素を保つ方法です。

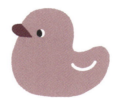

今、なぜ「母乳バンク」が必要なのでしょう？

　この数年、オーストラリア、ニュージーランド、ポーランド、トルコ、中国、インドなど多くの国で母乳バンクができてきました。その理由は、母乳が赤ちゃんの病気を防ぐだけでなく、赤ちゃんの将来にわたって良い効果をもたらすことがわかってきたためです。生まれたときの体重が1,000グラムに満たない未熟な赤ちゃんが助かる時代になりましたが、そんな赤ちゃんたちの生死にかかわる壊死性腸炎という腸の一部が壊死してしまう病気は、母乳で育てたときよりも粉ミルクで育てたときのほうが高い確率で起こることがわかっています。

　約98％のお母さんは母乳だけで赤ちゃんを育てられるといわれていますが、もちろんなんらかの理由で母乳が出ない、または、出ても赤ちゃんにあげられないお母さんもいらっしゃいます。そのような場合でも、「生まれてきた赤ちゃんには最善の栄養を与えられるようにしたい」、それは医療者・ご家族みんなの共通の願いです。そのためには、母乳がたくさん出るお母さんから母乳を提供してもらい、その母乳を低温殺菌処理したうえで、必要な赤ちゃんに提供する施設が必要です。これが母乳バンクです。母乳バンクの歴史は100年以上あり（世界で最初の母乳バンクは1909年、ウイーンで誕生しました）、今も世界中で増え続けているのです。

　「ほかのお母さんの母乳をわが子に飲ませるのは抵抗がある」という方もいらっしゃるでしょう。でも、世界でもっとも大きい母乳バンク組織の運営者であるUpdegrove先生は、以下のように言っています。

　「お母さんの母乳を医学的に弱い存在である新生児に与えられない場合は、ドナーミルクを使用できるようにすること。これは新生児医療関係者の責務であり、そして究極的には社会・国家の責務なのです」

　日本の新生児医療は、世界でトップクラスの成績を誇っています。日本では、ほぼすべての妊婦さんがわが子を母乳で育てたいと考えており、赤ちゃんが小さく生まれたり、なんらかの病気があって新生児専門施設に入院したりした場合でも、

お母さんたちは母乳をしぼって持って来られます。欧米に比べて、日本では新生児専門施設での母乳率が高いのです。先ほど、小さな赤ちゃんが健康に育っていくためには母乳が重要だとお話ししました。お母さんが昼夜を問わず一所懸命にしぼった母乳が、日本の新生児医療の素晴らしい成績につながっているとも考えられるでしょう。つまり、母乳には栄養以外に病気から赤ちゃんを守る"薬"としての効果がたくさんあるのです。

　新生児医療の現場では、お母さんの具合が悪く母乳をしぼれない場合は、ほかのお母さんの母乳（もらい乳）を使うこともめずらしくありません。世界中のどこでも、母乳の出ないお母さんに代わって乳母が赤ちゃんを育てた時代は、そんなに昔の話ではないのです。ただ、そうはいっても、母乳は体液でもありますので、もらい乳を与えることは感染管理上好ましくないと考える病院・施設もあります。ほかのお母さんの母乳を赤ちゃんに与える場合は、ドナーの健康状態を把握し、提供された母乳の検査を行い、安全性を確認することが必要と考えられます。この一連の処理を行うのが母乳バンクなのです。

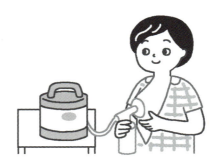

　日本には公式に認められた母乳バンクは存在しません。もらい乳が病院・施設だけでなくお母さんにとっても受け入れにくくなっている今こそ、「母乳が出ない・与えられない」というお母さんの赤ちゃんにも母乳を与える方法として、安全に管理された母乳バンクが必要だと考えます。世界の多くの国では母乳バンクから提供される安全な"母乳"を赤ちゃんに与えることができます。日本にもその選択肢ががあってもよいでしょう。

母乳バンクのもっとも大切な役割

　もっとも問題となるのは、ドナーミルクを与えることでレシピエントである赤ちゃんがなんらかの病原体に感染してしまうことです。レシピエントをドナーミルクによる感染から守るために、母乳バンクは以下のような対策をとっています。

①ドナーになる女性は、登録時に診療録の確認ならびに検診を受けます。血液検査によって、母乳や血液からうつるウイルスや病原体（HIV1/2、HTLV-1、B型肝炎ウイルス、C型肝炎ウイルス、梅毒）を持っていないことが確認されています。
②母乳を提供していただくとき、その時点での健康状態（ご家族を含めて）を確認しています。
③提供された母乳は殺菌処理の前に細菌検査を行い、母乳に病原菌が含まれていないことを確認します。そして、62.5℃・30分の低温殺菌処理を行います。その後、あらためて細菌検査で細菌がまったく検出されないことを確認します。

> **ワンポイント　一般の粉ミルクの規制状況**
> 　一般の粉ミルクの細菌に関する規制は、1グラム当たり5万個以下であること、そして大腸菌が検出されないことになっています。つまり、1グラム当たり5万個の細菌は入っていてもよいことになっています。製造過程でどうしても取り除くことができない菌への対策として、粉ミルクを70℃以上のお湯で作るように調乳方法も変わりました。母乳バンクから提供されるドナーミルクがいかに安全か、わかっていただけることと思います。

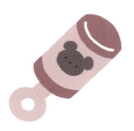

どんな人がドナーになるのでしょう？

ドナー登録をするためには、どのような条件があるのでしょう。

- まず、ご自身のお子さんに与える母乳が最優先されます。つまり、お子さんが必要とする以上に母乳が出ることが必要です。
- これまでに輸血や臓器移植を受けていないことが必要です。これは献血をするときと同じです。
- 血液検査の結果に異常がないこと（HIV1/2、HTLV-1、B型肝炎ウイルス、C型肝炎ウイルス、梅毒のスクリーニング検査がすべて陰性）が必要です。ドナー登録の6カ月以内に行った検査結果は有効です。検査を受けてから7カ月以上経過していたら、あらためて血液検査を受けていただく必要があります。この場合、検査費用は母乳バンクが負担します。
- 過去3年間に、白血病やリンパ腫など悪性腫瘍の治療歴がないことも必要です。

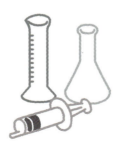

ドナー登録している女性でも、以下の場合には、一時的に母乳を提供することができません。

- 急性感染症にかかっているとき、乳腺炎など、乳頭や乳房に感染があるとき
- 家族に風疹（三日ばしか）や水痘（みずぼうそう）にかかった人がいた場合、感染性が消失した後4週間経過するまで
- 乳房や胸部の単純ヘルペスや帯状疱疹があった場合、すべてかさぶたになってから1週間経過するまで

- アルコール摂取後12時間経過するまで
- 本人または家族が天然痘ワクチンを接種した場合、21日間経過するまで
- 認可された場所で清潔な針とシリンジでタトゥー（入れ墨）をいれてから8日が経過するまで
- 流行性耳下腺炎（おたふくかぜ）、麻疹（はしか）、風疹（三日ばしか）、水痘（みずぼうそう）のワクチン接種後2カ月を経過するまで

ドナーの個人情報は厳重に保護されます。

　ドナー登録時には、個人を識別できる情報（氏名、住所、生年月日、電話番号など）を削除し、固有のIDを記載します。IDから個人が特定できますが、この対応表は母乳バンク内に保存されます。レシピエントの関係者から、ドナー女性の情報についておたずねがあった場合も一切お知らせしません。

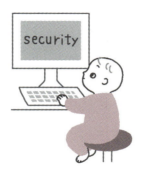

ドナーミルクが母乳バンクを介して赤ちゃんに届くまで

　母乳バンクにドナーから提供された冷凍母乳が、どのように赤ちゃんに届けられるのか、具体的に説明しましょう。

1）母乳バンクでの母乳の受け取りと保存

- まず、受け取った冷凍母乳が溶けていないか確認します。
- 母乳を入れた容器や母乳バッグに傷など破損がないか確認します。
- 冷凍のまま母乳バンク内の冷凍庫（－20℃以下）で保存します。
- 低温殺菌処理は搾乳した日から3カ月以内に行います。

2）低温殺菌処理の実際

　1回の低温殺菌処理では、1人のドナーから提供された母乳のみを扱います。冷凍母乳は冷蔵庫内で一晩かけて解凍します。翌日、解凍されていることを確認し、以下の処理を行います。
①清潔なフラスコに解凍した母乳を入れます。
②撹拌したのちにこの一部を清潔に採取し、細菌検査に提出します。
③容器に分けます。
④低温殺菌（62.5℃・30分）を行います。
⑤その後、小さな容器に分けて冷凍保存します。
⑥細菌検査の結果、使用可能と判断されたドナーミルクは、専用のラックに入れておきます。

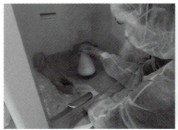 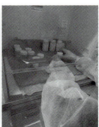 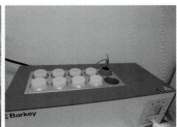

低温殺菌後、3カ月以内に使用しなかったドナーミルクは廃棄されます。また、母乳バンクは定期的に院内感染対策メンバーのチェックを受け、衛生的な環境を維持しています。

> **ワンポイント　細菌検査は厳しく行われます**
>
> 　低温殺菌前に許容される細菌は、常在菌（誰もが持っている細菌で、病気を起こさないもの）のみです。低温殺菌前であっても、病原菌（病気を起こす細菌）が検出された場合にドナーミルクには使用しません。低温殺菌後の細菌検査では、いかなる菌も培養されないことがドナーミルクの条件です。

3）ドナーミルクの識別

　ドナーミルクには、処理時の記録にもなるバッチ（batch）番号がついています。ドナーミルクを与えられる赤ちゃんの記録には、どのバッチ番号がついたドナーミルクがどれくらい与えられたかも記載されます。これによって、もし問題が起こった場合にどの母乳が与えられたか追跡できます。

4）ドナーミルクのオーダーとデリバリー

　ドナーミルクは、母乳バンク内の冷凍庫で、使用するまで保存されます。
　赤ちゃんの担当医がドナーミルクの必要性を考慮したら、両親にドナーミルクについて説明し、文書での同意を得ます。注文書を母乳バンクに送ると、ドナーミルク（バッチ番号が容器に貼付されている）がNICUに届きます。

5) 病棟（NICU）でのドナーミルクの扱い方（リスクマネージメント）

ドナーミルクはとても慎重に取り扱われます。

担当看護師は医師とともに、ドナーミルクを与えようとしている赤ちゃんが"両親の同意が得られているレシピエント"であることを確認します。その後、担当医と看護師が容器に貼付されているバッチ番号と使用期限を確認します。担当医はその赤ちゃんの診療録にそのバッチ番号を記載します。

ドナーミルクを解凍し、シリンジに分注する際、その赤ちゃんに用いるドナーミルクであることがわかるように看護師がダブルチェックします。バッチ番号ごとに何ミリリットル与えられたかがわかるように診療録に記載されます。

ワンポイント　個人情報は、どのような内容がいつまで保存されるの？

　ドナーの個人情報については、以下の項目をレシピエントが21歳に達するまで保存します。
①年齢、妊娠分娩歴、今回の妊娠週数、生まれた赤ちゃんの出生体重
②スクリーニング検査結果、ドナー登録時のチェックリスト
③健康証明書
④ドナー登録に対する同意書
⑤母乳提供の際に受け取るチェックリスト

　レシピエントの個人情報については、以下の項目をレシピエントが21歳に達するまで保存します。
①在胎週数、出生体重、日齢、与えたときの体重、使用量、診断名、与えられたドナーミルクの固有ID、バッチ番号
②ドナーミルクを使うことへの同意書
③入院中の経過を要約した入院サマリー
④退院後の成長発達

母乳バンク Q&A

目的

Q　なぜ母乳バンクが必要なのでしょうか？

A　母乳を中心とした栄養方法は、早産で生まれた赤ちゃんや病気をもった赤ちゃんにとって、さまざまな良い効果をもたらすことが知られています。しかし、中には十分な量の母乳が出ない場合やお母さんの状態により母乳を使用できない場合があります。そんなときにも赤ちゃんに不利益が生じないようにするために、母乳バンクが必要とされています。

対象

Q　母乳バンクのドナーミルクを必要とするのはどんな赤ちゃんでしょうか？

A　理想を言えば、お母さんの母乳が不足している赤ちゃんすべてにドナーミルクをあげられればよいのですが、限りがあります。ですから、腸が未熟で合併症にかかりやすい、早産で生まれた赤ちゃんが主な対象となります。未熟な赤ちゃんには、人工乳よりもおなかにやさしい母乳が必要なのです。

Q　ドナーになれるのはどんな人ですか？

A　感染する病気にかかっておらず、赤ちゃんに影響があるタバコや薬物を使っていない健康な女性です。医師の診察ならびに血液検査も行ったうえでドナーとなれるかどうか判断されます。もちろん、その女性が、自分のお子さんが必要とする以上に母乳が出ていることが必要です。

Q　ドナーになれない場合はあるのでしょうか？
A　ドナーになる場合には、輸血や臓器移植を受けたことがないこと、ドナー登録前6カ月以内の血液検査で異常がないこと、過去3年間に白血病やリンパ腫など悪性腫瘍の治療をしていないことが最低条件となります。加えて、健康状態や感染症、使用している薬剤、海外渡航歴などのチェックがあります。その結果によってはドナーになれない場合があります。また、ドナー登録後も一時的に母乳をご提供いただけない場合もありますので、詳細は担当医からお聞きください。

利点

Q　ほかの人の母乳でも、粉ミルクよりいいのでしょうか？
A　赤ちゃんにとって最良の栄養は母乳です。WHO（世界保健機関）やアメリカ小児科学会をはじめ多くの学会や機関は、お母さんの病気や状況により自分の母乳をあげられない場合には、人工乳（粉ミルク）よりも母乳バンクから提供されるドナーミルクを優先して与えるように勧めています。それは、母乳が、感染症や未熟な赤ちゃんがかかりやすい眼や腸や肺の病気から、赤ちゃんを守ってくれるからです。

Q　低温殺菌したり、冷凍したりすると、母乳の良い成分が壊れてしまうのではないでしょうか？
A　母乳を介した感染を防ぐため、低温殺菌は必要な処置です。低温殺菌すると、母乳中の一部の成分が変化しますが、それでも人工乳と比べて早産児の消化管合併症の一つである壊死性腸炎にかかる確率を下げる効果が証明されています。

運用方法

Q　母乳バンクでは集めた母乳をどうするのでしょうか？
A　まず、母乳を入れた容器や母乳バッグに傷など破損がないか、受け取った冷凍母乳が溶けていないか確認します。預かった母乳は、冷凍のまま母乳バンク内の冷凍庫（－20℃）以下で保存します。搾乳した日を確認し、その後3カ月以内に低

温殺菌処理を行います。母乳の細菌検査を行い、病原菌の混入がないか検査します。低温殺菌後の細菌検査では、いかなる菌も培養されないことがドナーミルクの条件です。

Q　ドナーミルクを与える赤ちゃん（レシピエント）は、どのように決めるのでしょうか？
A　NICU/GCU・こどもセンターに入院中の赤ちゃんのうち、赤ちゃんの担当医が必要と判断し、ご両親が同意された場合にレシピエントとなります。

安全性

Q　母乳バンクの母乳は安全なのでしょうか？
A　もっとも問題となるのは、母乳を介する感染症への対策です。ドナーになれるのは、当院で出産、もしくは赤ちゃんが当院に入院中または通院中で、母乳分泌が多い女性です。母乳バンク関係者とも顔を合わせるため、日々の健康状態、飲酒、喫煙などその女性のライフスタイルがわかりやすく、妊娠・分娩の経過やドナー登録後も感染症の検査などのチェックが確実に行えるのです。さらに、低温殺菌によりドナーミルク中のウイルスや細菌を死滅させることができます（未知の病原体が含まれている可能性はゼロとは言えませんが、これは粉ミルクでも同じです）。母乳バンクは食品の安全を管理する方法"HACCP"を取り入れて管理を行っています（母乳バンク運用基準作成には公益社団法人日本食品衛生協会の専門家も関係しています）。

HACCP（ハサップ）とは？
　Hazard analysis and critical control pointの略語。食品の製造・加工工程のあらゆる段階で発生するおそれのある微生物汚染等の危害をあらかじめ分析（hazard analysis）し、その結果に基づいて、製造工程のどの段階でどのような対策を講じればより安全な製品を得ることができるかという重要管理点（critical control point）を定め、これを連続的に監視することにより製品の安全を確保する衛生管理の手法です。（厚生労働省ホームページより）

Q　なにかトラブルが生じた場合の対応はどうなるのでしょうか？
A　ドナーとレシピエントに関する記録（在胎週数、出生体重、日齢、体重、使用量、診断名）ならびに実際に使用したドナーミルクはレシピエントが21歳に達するまで保存しますので、追跡調査が可能です。

その他

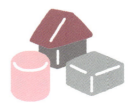

Q　母乳バンクはどこにあるのでしょうか？
A　昭和大学江東豊洲病院の院内にあります。

Q　母乳バンクに母乳を提供したいのですが、どうすればよいでしょうか？
A　赤ちゃんの主治医・担当医、産科病棟のスタッフにお声をおかけください。ご説明します。

Q　特定の赤ちゃんに母乳を提供したいのですが、可能でしょうか？
A　申し訳ありませんが、提供相手を限定することはできません。

Q　レシピエントの両親や家族は、母乳の提供者（ドナー）の情報を教えてもらえるのでしょうか？　またドナーは、母乳が誰に提供されたのか知ることができるのでしょうか？
A　ドナーおよびレシピエントの個人情報は非公開とさせていただいています。

Q　母乳バンクは、母乳を買い取ってくれるのでしょうか？
A　買い取りはしません。ドナー登録をされた方には、経済的なご負担にならないように、母乳バッグを必要な数だけお渡しします。また、電動搾乳器の無料レンタルも行っています。母乳バンクは、善意でのご提供を前提に運営しています。ドナーの方の検査、ドナーミルクの細菌検査、そのほか母乳バンクの運営にかかる費用は母乳バンクの設立に賛同していただいている企業からの支援で行っています。

Q 母乳バンクの母乳は、誰でも買うことができるのでしょうか？
A ドナーミルクの販売は行っていません。また、使用にあたって個人負担が生じることはありません。

Q 転院先の病院にも、母乳バンクの母乳を届けてもらえるのでしょうか？
A 現状では、院外へのドナーミルクの提供は行っていません。

Q 提供した母乳でレシピエントになにか問題が生じた場合、ドナーに責任は生じるのでしょうか？
A いかなる責任も生じません。

Q 提供した母乳は、1人の赤ちゃんにだけに使われるのでしょうか？
A 提供いただいた母乳は大変貴重なものですので、少しでも多く赤ちゃんに有効に使用したいと考えています。したがって、複数の赤ちゃんに使用されることがあります。

Q わたしの赤ちゃんに使われるドナーミルクは、1人の提供者からのものに限定されるのでしょうか？
A できるだけ少数のドナーからの母乳を使用するように心がけていますが、不足する場合には複数のドナーからの母乳を使用することもあります。

Q 母乳を提供したら、自分の赤ちゃんに与える母乳が足りなくなってしまうことはないでしょうか？
A 母乳バンクに提供していただく母乳は、赤ちゃんに十分に与えても余った場合のみを対象としています。つまり、ご自身のお子さんが必要とする以上に母乳が出る場合ですので、提供していただいたことで不足することはありません。

Q　提供したあとで、もしも母乳が足りなくなってきたら、母乳は返してもらえるのでしょうか？
A　安全管理上返却はしません。お子さまの授乳に支障がない範囲でご提供いただくようお願いします。

Q　ドナーには、いつからなれるのでしょうか？
A　お子さまの母乳栄養が確立していればドナーとなれます。

Q　ドナーですが、体調をくずして薬を飲み始めました。これまでと同様に母乳を母乳バンクに届けてもよいでしょうか？
A　しぼった母乳をお持ちいただく際に、毎回、簡単なチェックリストをお渡ししています。そこに薬の服用の有無をご記入ください。ドナーミルクとして使用できるかどうかは医師が判断します。

Q　ドナーですが、お酒を飲んではいけないのでしょうか？
A　アルコールを摂取した場合、一時的にドナーとなることができません。アルコールを摂取してから12時間経過後に搾乳したものであれば大丈夫です。

Q　ドナーはいつまで続ければよいのでしょうか？
A　とくに期間は設けていません。可能な限り長くご協力をお願いします。

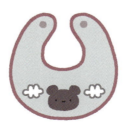

索引 INDEX

あ行

愛着形成 33, 52
アトピー性皮膚炎 30
アミノ酸乳 192
移植片対宿主反応 159
医療保険 158
ウイルス 73, 74, 143, 159, 174
　——性胃腸炎 174
　——不活化法 51
　サイトメガロ—— 47, 50, 73, 74, 75, 144, 159
　単純ヘルペス—— 158, 173
　ヒトT細胞白血病—— 47, 73, 74, 75, 143, 173
　ヒト免疫不全—— 47, 73, 75, 143, 144, 159, 173
　ロタ—— 174
　B型肝炎—— 47, 73, 74, 143
　C型肝炎—— 47, 73, 74, 143
　RS—— 24
栄養素 60, 160
壊死性腸炎 23, 24, 31, 41, 46, 66, 142, 163, 164, 165
黄疸 192
オートクリン・コントロール 84
オキシトシン 33, 85
温乳器 66, 69
　——の感染対策 67
　乾熱式—— 66, 67, 68
　湯煎式—— 66, 67

か行

解凍器 61
　温風循環式—— 62
　乾熱式—— 61
解凍（母乳の） 61, 62, 180
　——母乳 59, 65, 179
加温（母乳の） 66, 68
加水分解乳 192
カップ（授乳） 117, 123, 124, 125
カンガルー・マザー・ケア 86, 103, 105, 107, 189
カンジダ症 41
感染 143
　——予防（分乳時の） 63
　——予防物質 24
　経母乳—— 73
　真菌—— 41
虐待 34
吸啜・嚥下・呼吸の調和 103
吸啜反射 105
牛乳アレルギー 30
強化母乳 27, 59, 69, 178, 179, 182, 183
局所麻酔薬 175
筋緊張 109, 186
空腹のサイン 108
クリーンベンチ 153
クリマトクリット 88
クル病 28
経口哺乳 103, 105, 107, 122
経腸栄養 41, 42, 46, 80
血清スクリーニング検査 149, 150, 156
下痢 182
降圧薬 172
抗ウイルス作用（母乳の） 25
抗炎症因子（母乳の） 31
抗感染因子 78, 161
後期早産児 188, 192
抗菌作用 25
口腔内塗布（母乳の） 52
交差横抱き 111, 186
抗酸化作用 30, 31, 78, 165
抗生物質 173

酵素‖160
後乳‖88, 176
個人情報保護‖150, 213
誤投与（母乳の）‖72
　　──時の説明書‖208, 209
コリック抱き‖114

さ行

細菌検査‖153, 162
サイトカイン‖160
サイトメガロウイルス‖47, 50, 73, 74, 75, 144, 159
搾乳‖89, 233
　　──開始時期‖43
　　──回数‖83, 85, 191
　　──計画‖81, 83, 85
　　──状況チェックリスト‖97
　　──方法‖43, 82, 84, 92, 99
　　──量‖83, 84, 87, 88, 97, 100, 191
　　手による──‖44, 81, 82, 90, 99, 101, 177, 190
　　電動搾乳器による──‖81, 82, 99
搾乳器‖44, 93
　　──の消毒‖102, 174
　　──の搾乳口‖97
　　──の刺激モード‖99, 100
　　手動──‖93, 94
　　電動──‖83, 94, 95, 190
産前訪問‖43, 79
残乳感‖83, 85
脂肪（母乳の）‖27, 88, 97, 160, 176
射乳反射‖85, 90, 91, 95, 99, 107
消化管‖22
　　──機能‖22
　　──上皮細胞‖22, 23, 40
消化酵素‖26
　　──活性‖164
上気道炎‖25
常在菌‖25, 201

上皮成長因子‖22
初回注入‖83
初乳‖24, 78, 200
シリンジ（による授乳）‖91, 126
人工乳首‖136, 137
　　唇顎口蓋裂用──‖134, 135, 136
新生児・乳児消化管アレルギー‖49
新鮮母乳‖58, 74
浸透圧（母乳の）‖59, 178, 182, 183
水痘‖158, 173
スプーン（による授乳）‖123, 124
スペシャルニーズフィダー‖134, 135
スポイト（による授乳）‖126
正期産母乳‖23, 26, 142
正常細菌叢‖38, 41, 52
成長因子（母乳中の）‖26, 78, 160
脊髄くも膜下麻酔‖175
セルフマッサージ‖86, 99
全身麻酔‖175
喘息‖30
蠕動運動（腸管の）‖23
前乳‖88, 176
（超）早期授乳‖23, 38, 40, 41, 43, 45, 78
早産児の授乳計画‖106
早産母乳‖23, 26, 142

た行

帯状疱疹‖158
抱き方‖114, 116
ダンサーハンドポジション‖109, 111, 186
探索反射‖105
胆汁うっ滞性黄疸‖23
単純ヘルペスウイルス‖158, 173
蛋白質‖23, 26, 80, 142, 159, 160
腸管関連リンパ組織‖42
腸管上皮細胞‖22, 23, 40
超早期授乳‖23, 38, 40, 41, 43, 45, 78
　　──の授乳計画表‖45

——の初回開始量 ‖ 45
腸内細菌叢 ‖ 25, 165
直接授乳 ‖ 104, 105, 108, 116, 122, 000
鎮痛薬 ‖ 175
手洗い ‖ 89, 90, 174
帝王切開 ‖ 175
低温殺菌 ‖ 49, 50, 58, 59, 143, 144, 146, 153, 157, 159, 160
低血糖 ‖ 192
デキストリン ‖ 179, 182
デバイス ‖ 122
電動搾乳器 ‖ 83, 94, 95, 190
　　ダブルポンプ型の—— ‖ 44, 83, 99, 101, 190
　　——による搾乳 ‖ 81, 82, 99
ドナー（母乳バンクの）‖ 143, 144, 149, 212
　　——登録 ‖ 149, 195, 223
　　——となれない状態 ‖ 158
ドナーミルク ‖ 142, 143, 144, 145, 146, 153, 154, 155, 157, 163, 195, 197, 231
　　——使用にあたっての同意書 ‖ 156
　　——提供時のチェックリスト ‖ 150, 151, 156, 232
　　——提供にあたって留意すべき薬剤 ‖ 152
取り違え（母乳の）‖ 60, 63, 69, 72, 207
トレーサビリティ ‖ 49

な行

ナーシング・サプリメンター ‖ 127, 130, 131, 132
ニップルシールド ‖ 127, 128
乳汁産生（分泌）量 ‖ 81, 85, 87, 177
乳糖 ‖ 26
乳頭混乱 ‖ 114, 123
乳房圧迫 ‖ 83
熱量（母乳の）‖ 26
眠りがちな児 ‖ 112, 113, 188

は行

敗血症 ‖ 25, 41, 42
　　遅発型—— ‖ 38, 39
梅毒 ‖ 173
配乳 ‖ 69, 70
パスツール化→低温殺菌
バッチ番号 ‖ 146, 154, 155
非栄養的吸啜 ‖ 87
非対称性の吸着 ‖ 109, 112, 130
ビタミン ‖ 160
　　——D ‖ 27, 28
ヒトT細胞白血病ウイルス ‖ 47, 74, 73, 75, 143, 173
ヒト免疫不全ウイルス ‖ 47, 73, 75, 143, 144, 159, 173
ビフィズス菌 ‖ 30
百日咳 ‖ 173
ビリルビン ‖ 192
瓶哺乳 ‖ 103, 104, 116, 178
フィンガー・フィーディング ‖ 132, 133
風疹 ‖ 158, 178
腹部膨満 ‖ 182
フットボール抱き ‖ 186
プレネイタルビジッド ‖ 43, 79
プロスタグランジン ‖ 23
プロラクチン ‖ 33, 44, 81
分乳 ‖ 63, 64
ホエイ蛋白 ‖ 26, 159
保存期間（母乳の）‖ 58, 59
母乳育児補助器具→デバイス ‖ 122
母乳バッグ ‖ 47, 60
母乳バンク ‖ 47, 100, 142, 143, 145, 146
　　——運用基準 ‖ 148
　　——として登録するためのチェックリスト ‖ 148, 216
　　——ドナー登録同意書 ‖ 150, 156, 228
　　——ドナー登録のための健康証明書 ‖ 149, 150, 156, 227

──ドナー登録のためのチェックリスト ‖150, 156, 225
──のドナー ‖143, 144, 149, 212
──のドナーミルク使用にあたって ‖156
──の歴史 ‖144
──のレシピエント ‖144, 149, 156, 196
哺乳瓶 ‖136, 137
母乳分泌促進 ‖52
母乳分泌量 ‖81, 85, 87, 177

ま行

麻疹 ‖173
慢性肺疾患 ‖30
未熟児網膜症 ‖31
ミルクアレルギー ‖192
メチシリン耐性黄色ブドウ球菌 ‖38, 39, 52
免疫 ‖25, 30, 42, 162, 165
もらい乳 ‖47, 48, 49, 142, 205

や行～わ行

薬剤 ‖172
ユニークID ‖146, 150
羊水 ‖23
ラクトフェリシン ‖25
ラクトフェリン ‖24, 25, 30, 159
ラベル（母乳バッグ、哺乳瓶、シリンジの） ‖60, 63, 65, 70
リクライニング授乳 ‖186
リゾチーム ‖24, 159, 185
リンパ球 ‖159
倫理委員会 ‖148, 211
冷凍母乳 ‖49, 50, 58, 59, 179, 180
レシピエント（母乳バンクの） ‖144, 149, 156, 196
連結可能匿名化 ‖151
ロタウイルス ‖174

脇抱き ‖111, 186
ワクチン ‖158

英字

asymmetric latch→非対称性の吸着
baby led breastfeeding ‖114, 115
baby time ‖112, 113
B型肝炎ウイルス ‖47, 73, 74, 143
　──キャリア ‖143, 173
CMV→サイトメガロウイルス
C型肝炎ウイルス ‖47, 73, 74, 143
　──キャリア ‖143, 173
EGF→上皮成長因子
European Milk Banking Association ‖143
GALT→腸管関連リンパ組織
GBS ‖173
GVHD→移植片対宿主反応
HBV→B型肝炎ウイルス
HCV→C型肝炎ウイルス
HIV→ヒト免疫不全ウイルス
HMS-1 ‖174, 178, 182
HMS-2 ‖178, 182, 183, 184
HTLV-1→ヒトT細胞白血病ウイルス
Human Milk Banking Association of North America（HMBANA）‖143, 145, 157
IgA ‖24, 30, 159, 174, 181
IQ ‖33
MRSA→メチシリン耐性黄色ブドウ球菌
Neo-BFHI ‖78, 79
own mother's milk ‖31, 142, 200
premature infant breastfeeding behavior scale（PIBBS）‖110
RSウイルス ‖24
state ‖108, 109

編者略歴

水野克己（みずの・かつみ）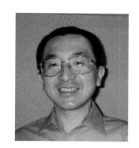

昭和大学江東豊洲病院小児内科 教授

- 1987年 3月　昭和大学医学部卒業
- 1993年 4月　Harbor-UCLA Medical Center, research fellow
- 1994年 5月　University of Miami, Jackson Memorial Hospital, research fellow
- 1995年11月　葛飾赤十字産院小児科 副部長
- 1999年 4月　千葉県こども病院新生児科 医長
- 2005年 4月　昭和大学医学部小児科 准教授
- 2014年 3月　昭和大学江東豊洲病院小児内科 教授に就任

所属学会など

- 日本小児科学会 代議員
- 日本新生児成育医学会（日本未熟児新生児学会）評議員
- 日本周産期・新生児医学会 評議員、新生児指導医・専門医
- 日本母乳哺育学会 理事
- Society of Pediatric Research, active member
- International Society of Research on Human Milk and Lactation, executive committee

著書

- 『摂食・嚥下リハビリテーション』（共著、医歯薬出版、2005年）
- 『よくわかる母乳育児』（共著、へるす出版、2007年）
- 『助産師のためのフィジカルイグザミネーション』（共著、医学書院、2008年）
- 『母乳 育児 感染－赤ちゃんとお母さんのために』（南山堂、2008年）
- 『母乳と薬剤』（監訳、Hale Publishing、2009年）
- 『母乳とくすり あなたの疑問解決します』（南山堂、2009年）
- 『Q&Aでまなぶ新生児必須知識』（共著、メディカ出版、2009年）
- 『これでナットク母乳育児』（監修、へるす出版、2009年）
- 『NICU看護の知識と実際』（共著、メディカ出版、2010年）
- 『母乳育児学』（南山堂、2012年）
- 『母乳育児支援 理解度チェック問題集』（へるす出版、2013年）
- 『笑顔で子育てあんしん赤ちゃんナビ』（メディカ出版、2013年）
- 『お母さんがもっと元気になる乳児健診』（メディカ出版、2015年）

Ⅷ「便利ツール・説明シート集」内の「母乳バンクってなに？」は、以下の方法でPDFデータをダウンロードできます。

① メディカ出版ホームページ（http://www.medica.co.jp）にアクセスしてください。
② ログインします。メディカパスポートを取得されていない方は「はじめての方へ　新規登録」（登録無料）からお進みください。
③ 本書の紹介ページ（http://www.medica.co.jp/catalog/book/5902）を開き、「冊子『母乳バンクってなに？』のダウンロードはこちら」をクリックします（URLを入力していただくか、キーワード検索で商品名『エビデンスにもとづく早産児母乳育児マニュアル』を検索し、紹介ページを開いてください）。
④「ロック解除キー」ボタンを押してロック解除キーを入力し、送信ボタンを押してください。ロックが解除され、ダウンロードが可能となります。ロック解除キーボタンはログイン時のみ表示されます。

　　　　ロック解除キー　　bonyubank

＊WEBサイトのロック解除キーは本書発行日（最新のもの）より3年間有効です。有効期間終了後、本サービスは読者に通知なく休止もしくは廃止する場合があります。

エビデンスにもとづく早産児母乳育児マニュアル
― NICUでのHuman Milk　安全　安心　取り扱い指針
～早期授乳から母乳バンクまで～

2015年11月10日発行　第1版第1刷

編　著	水野 克巳
発行者	長谷川 素美
発行所	株式会社メディカ出版
	〒532-8588
	大阪市淀川区宮原3-4-30
	ニッセイ新大阪ビル16F
	http://www.medica.co.jp/
編集担当	木村有希子／宮本明子
装　幀	森本良成
本文イラスト	もりたのりこ
カバー写真	米田朋子
印刷・製本	株式会社NPCコーポレーション

© Katsumi MIZUNO, 2015

本書の複製権・翻訳権・翻案権・上映権・譲渡権・公衆送信権（送信可能化権を含む）は、（株）メディカ出版が保有します。

ISBN978-4-8404-5469-8　　　　　　　　　　　　　　　　　　Printed and bound in Japan

当社出版物に関する各種お問い合わせ先（受付時間：平日9：00～17：00）
●編集内容については、編集局 06-6398-5048
●ご注文・不良品（乱丁・落丁）については、お客様センター 0120-276-591
●付属のCD-ROM、DVD、ダウンロードの動作不具合などについては、デジタル助っ人サービス 0120-276-592